PROF. DR. WERNER MANG
MIT BJÖRN RUSTEMEYER UND LISA BITZER

ABGRÜNDE DER SCHÖNHEITS CHIRURGIE

—

Verunglückte Operationen, Scharlatane, Instagram-Wahnsinn

Inhalt

Danksagung

Das Buch ist meiner Familie, meinen Kindern und Enkelkindern gewidmet sowie all meinen Mitarbeiterinnen und Mitarbeitern, die die Bodenseeklinik in den nächsten Jahren erfolgreich weiterführen werden. Das Buch soll einen Finger in die Wunde ästhetischer Chirurgie zum Wohle aller Patienten legen, die sich überlegen, in Zukunft eine Schönheitsoperation durchführen zu lassen.

Prof. Mang – ein Leben zwischen Falten, Facelift, Fettabsaugen

Es war vor fast 40 Jahren, als mir Werner Mang das erste Mal begegnete. Als junger Reporter besuchte ich ihn, nachdem er Tatort-Star Götz George die gebrochene Nase repariert, Ingrid Steeger das Gesicht geliftet und andere Prominente behandelt hatte. Ich stand neben ihm im OP, als er TV-Star Anja Schüte die Oberlider straffte. Und ich war oft dabei, wenn er neue Methoden der Schönheitschirurgie einführte, die sich danach tatsächlich überall durchsetzten.

So wie zum Beispiel Mitte der 80er-Jahre die völlig neuen Injektionen mit Collagen. Sie ließen Falten verschwinden und revolutionierten die ästhetische Chirurgie. Ambulant und schnell, ohne Skalpell, ohne Narkose, ohne Eingriff. Werner Mang, damals noch Privatdozent und Oberarzt an der Münchner Uniklinik rechts der Isar, galt in Deutschland als Pionier dieser neuen Technik. Er wandte sie nicht nur als einer der Ersten an, sondern untersuchte ihre Wirkung auch wissenschaftlich und publizierte darüber in medizinischen Fachzeitschriften. Das verhalf der Methode zum Durchbruch.

Ich produzierte mit ihm darüber die ersten Presseartikel für Zeitungen und Illustrierte: »Schönheit aus der Spritze – ganz ohne OP«. Die Collagenspritze eroberte vor 35 Jahren die gesamte Schönheitschirurgie – und meine Berichte darüber die Medien. Inzwischen wurde Collagen von Hyaluron und Botox abgelöst. Aber Prof. Mang dominiert die Medien noch immer, wenn es um Schönheit und sein Fachgebiet geht. Seitdem beobachte ich sein Leben zwischen Falten, Facelift und Fettabsaugen.

Doch schon damals lernte ich sehr schnell: In der plastischen Chirurgie wird mit harten Bandagen gekämpft. Das wurde schon in Mangs früherer Klinik »rechts der Isar« besonders deutlich. Die Abteilung für Plastische Chirurgie der Chirurgischen Klinik konkurrierte in den 80er-Jahren lebhaft mit der von Mang neu geschaffenen Abteilung für Plastische Gesichtschirurgie der HNO-Klinik. Die Auseinandersetzung wurde dabei hauptsächlich auf Oberarztebene ausgetragen. Die Chefärzte hielten sich offiziell raus.

An ein kleines Beispiel damals erinnere ich mich noch gut: Wenn die HNO-Klinik zur Pressekonferenz über plastisch-chirurgische Themen lud, wurden die vorübergehend mit Tesafilm befestigten Hinweisschilder in den verzweigten Gängen, die in der verwinkelten großen Klinik den Weg zum Konferenzraum weisen sollten, von unbekannter Hand rasch wieder entfernt. Interessierte Journalisten sollten sich verlaufen. Ich hatte da so meine Vermutungen über die Urheber...

Das Konkurrenzdenken hält bis heute an. So hat der damalige Oberarzt der Plastischen Chirurgie auch danach noch jahrzehntelang kein gutes Haar an Prof. Mang gelassen.

Die schlimmen Gerüchte und Unterstellungen unter Schönheitschirurgen, die ich immer wieder aufschnappte, behielt ich allerdings aus gutem Grund für mich. Sonst hätte ich wahrscheinlich pausenlos als Zeuge vor Gericht erscheinen und in Verfahren wegen übler Nachrede und Verleumdung aussagen müssen. Speziell über Mang waren teilweise abenteuerliche Vorwürfe in Umlauf. Da ich ihn aber oft traf und miterlebte, wusste ich aus erster Hand, dass diese Gerüchte allesamt unzutreffend waren.

Gleichwohl ist dieses Konkurrenzdenken bedauerlich. Denn wenn es um Schönheitsoperationen geht, haben sowohl die Fachbereiche der Chirurgie als auch der HNO-Heilkunde durchaus beide ihre Daseinsberechtigung. Ich persönlich würde mir allerdings meine Nase, wenn überhaupt, bevorzugt nur von einem erfahrenen und plastisch-chirurgisch tätigen Spezialisten mit HNO-Facharzt-Ausbildung korrigieren lassen. Denn hier geht es nicht nur um die Ästhetik und ein perfektes äußeres Aussehen, sondern auch um Funktion. Kann meine operierte Nase nach dem Eingriff noch die Atemluft richtig reinigen? Kann sie noch die Nebenhöhlen belüften und vor Mittelohrentzündungen schützen? Kann ich noch richtig riechen? Gerade das Erhalten dieser vielfältigen Funktionen macht den Eingriff so anspruchsvoll. Nicht ohne Grund ist hier die berühmte »Mang-Nase« zum Markenzeichen geworden.

Im Laufe der Zeit habe ich Werner Mang öfter bei seinen Eingriffen im OP über die Schulter schauen können. Und dabei gestaunt. Denn an der Nase operiert er sozusagen blind. Die wesentlichen OP-Schritte werden im Inneren der Nase ausgeführt. Da kann der Chirurg während des Eingriffs nicht reinschauen. Das muss er im Gefühl haben.

Für dieses Gefühl braucht er eine gute Ausbildung. Die hat Prof. Mang zweifelsohne. Er war lange an beiden Münchner Unikliniken tätig. Dort genoss er nicht nur eine fundierte Ausbildung als HNO-Arzt, sondern auch für plastische Operationen. Der Grund: Sein letzter Chef, Prof. Werner Schwab (1922–2004), den ich auch noch kennenlernen durfte, erkannte den Stellenwert der plastischen Operationen im HNO- und Gesichtsbereich und gründete mit seinem Oberarzt Mang eine entsprechende Abteilung. Ordinarius Schwab entdeckte früh Mangs operatives Talent. Dieses Talent hat man oder man hat es nicht. Es ist so ähnlich wie beim Tennis. Manche schlagen mit dem Schläger nur ein paar Bälle hin und her, andere gewinnen damit Wimbledon. Mang geht mit dem Skalpell um wie ein Wimbledonsieger mit seinem Schläger.

Das operative Talent ist jedenfalls die zweite Voraussetzung, die ein guter Schönheitschirurg neben seiner Facharztausbildung braucht. Schwab hatte gesehen: Mang modelliert fast so wie Michelangelo. Kein Wunder, dass seine neu geschaffene

Abteilung im Klinikum rechts der Isar in den 80ern rund 1000 plastisch-chirurgische Eingriffe pro Jahr durchführte.

Durch seine vielen Kongresse und Fortbildungsbesuche im Ausland beherrscht Professor Mang nicht nur die Königsdisziplinen Nasen, Facelifts und Augenlider, sondern alle Schönheitsoperationen auf hohem Standard. Durch seine Hospitationen vor allem in Brasilien und den USA konnte er diese Eingriffe auf höchstem Niveau perfektionieren. Das spiegelt sich wiederum in seinem weltweit anerkannten Lehrbuch der ästhetischen Chirurgie wider.

Nach der von ihm begründeten Mang-Schule wird in der Bodenseeklinik seit über 30 Jahren das ganze Spektrum der ästhetischen Chirurgie erfolgreich durchgeführt. Wobei der Fokus auf wiederherstellenden Eingriffen liegt. Eine Klinik, die sowohl rekonstruktive als auch ästhetische Chirurgie in dieser Form anbietet, gibt es weltweit kaum ein zweites Mal. Ich zumindest kenne keine.

Das alles erfuhr ich sogar aus berufener Quelle. Als Reporter für die BUNTE besuchte ich in den 90er-Jahren unter anderem den berühmten Professor Ivo Pitanguy in Rio de Janeiro und die beiden führenden Schönheitschirurgen George Brennan und Steven Hoefflin in Los Angeles, die nahezu alle Hollywoodstars behandelt haben. Alle drei Koryphäen äußerten sich ähnlich: »Oh, you are from Germany? This ist the country of Professor Mang…«

Man kennt ihn also tatsächlich weltweit. Diese internationale Bekanntheit weckte allerdings den Neid der hiesigen Kollegen und rief viele Anfeindungen und Denunziationen hervor. Doch Mang ließ sich dadurch nicht ablenken und blieb seinem Motto unbeirrbar treu: unermüdlicher Fleiß, Freude an der täglichen Arbeit, Kollegialität und stetige Weiterbildung.

Natürlich hat sein Beruf nicht nur Sonnenseiten. Auch Mang ist kein Halbgott in Weiß und hat immer wieder mal unzufriedene Patienten, die gegen ihn klagen. Sie fordern Geld zurück, obwohl nichts Gravierendes oder Gesundheitsschädliches passiert ist. Subjektive Unzufriedenheit ist kein Behandlungsfehler. Aber selbst der beste Schönheitschirurg ist nicht vor gerichtlichen Auseinandersetzungen geschützt. Damit muss man in jedem Beruf leben. Die Menschen werden immer streitsüchtiger. Unterstützt von Anwälten, die auch was verdienen möchten.

Mang blieb seiner Erfolgsformel immer treu: »Natürliche Schönheit ja, Schönheitswahn nein.«

Als bekanntester Schönheitschirurg hat es Mang naturgemäß mit vielen Prominenten zu tun. An den gelben Wänden seines Sprechzimmers hängen über 400 Fotos. Sie zeigen bekannte Schauspieler, Sänger, Moderatoren, Sportler. Von Naomi Campbell über Niki Lauda bis Siegfried & Roy. Alle lächeln sorgsam gerahmt und hinter Glas. Sind das alles seine Patienten? Da lächelt auch Mang: »Nein. Das sind alles nur private Freunde und Bekannte.«

Doch viele der Fotos tragen eine persönliche Widmung für den Professor. Manche sogar den verräterischen Zusatz: »Vielen Dank…« Und ständig kommen neue Fotos dazu. In der Welt der Schönen, Reichen und Berühmten ist Mang längst zu Hause.

In diesem Buch weist er allerdings auch auf Prominente hin, die es übertrieben haben. Auf Fotos in Zeitungen und Zeitschriften erkennt man zum Beispiel den »Poptitan« Dieter Bohlen kaum wieder. Bei »DSDS« fiel auf: Der 67-Jährige hat keine einzige Falte im Gesicht oder auf der Stirn. Auch Anne Will ist erstaunlich faltenfrei. Da staunt der Laie und der Fachmann wundert sich: Wie geht das? Botox? Alloplastische Filler? Oder haben die einfach nur gute Gene?

Dieses Buch soll ein Warnsignal für die weitere Entwicklung der Schönheitschirurgie sein. Es beklagt Fehlinformationen im Internet und die Verzerrung der Schönheitsideale durch Influencer. Es stellt Neid und Missgunst und den gegenseitigen Umgang der »Schönheitsärzte« an den Pranger. Es fordert ein neues

Zulassungsverfahren zum Medizinstudium und eine bessere Ausbildung der Ärzte auf dem Gebiet der ästhetischen Chirurgie. Es zeigt als abschreckendes Beispiel Horroreingriffe bis hin zu tragischen Todesfällen, die nicht vorkommen dürften. Dieses Buch warnt vor OP-Tourismus und Eingriffen im Ausland. Es gibt darüber hinaus tiefe Einblicke in Mangs 12-Stunden-Tag zwischen Sprechstunde, OP und Klinik. Ein außergewöhnlich erfolgreicher Zeitgenosse voller Tatendrang und Lebensfreude: Eben der Michelangelo vom Bodensee.

Michael Timm ist einer der bekanntesten Medizinjournalisten im Bereich der Printpublikumsmedien. Noch während seines Medizinstudiums (1978–1984) arbeitete er als Reporter für BILD. Seit 1985 war er jeweils langjährig für BUNTE, Focus, tz München, Berliner Kurier, Berliner Zeitung und zahlreiche Illustrierte der Burda-, Bauer- und Springer-Verlage tätig. Für deren Zeitschriften schrieb er als Autor neben unzähligen Medizinreportagen viel beachtete Arzt- und Klinikserien.

Götterdämmerung

Das Buch ist keine Nestbeschmutzung, im Gegenteil.
Es ist mein Weckruf zum Wohle der Patienten.

Als Pionier in der Schönheitschirurgie bin ich auf Kongressen immer wieder angeregt worden, doch ein kritisches Buch über die Missstände in der Schönheitschirurgie zu schreiben. In Zeiten von Corona, in denen sämtliche gesellschaftlichen Termine und Veranstaltungen ausfallen, kam mir das gerade recht. Bis vor etwa zehn Jahren war die ästhetische Chirurgie noch eine heile Welt. Was sich aber seitdem bei Ärzten, im Internet und auch in der Vorstellungswelt der Patienten abspielt, ist in höchstem Maß beunruhigend.

Seit bald 35 Jahren verfolge ich die Trends der Schönheitschirurgie mit großem Interesse, doch in der vergangenen Dekade mit wachsendem Entsetzen. Zunächst war es nur eine schreckliche Ahnung meinerseits, doch mittlerweile weiß ich es mit Sicherheit: Die Götterdämmerung hat begonnen. Sie haben richtig gelesen. Wir steuern auf den Abgrund zu. Ein letztes Mal bäumt sich meine Branche auf. Aber wie die Götter der nordischen Mythologie ist die Schönheitschirurgie in ihrer jetzigen Form dem Untergang geweiht. So, wie es ist, kann es nicht weitergehen – ich meine sogar, so, wie es ist, darf es nicht weitergehen! Das Fundament der international anerkannten Bodenseeklinik ist die rekonstruktive Chirurgie an Gesicht, Brust, Bauch und im Bereich der Extremitäten. Sie macht etwa zwei Drittel unserer Eingriffe aus. Das restliche Drittel ist die sogenannte Schönheitschirurgie. Aber nur für diese Operationen und Behandlungen interessieren sich die Medien brennend. Das mediale Interesse richtet sich auf Behandlungen wie Lippenaufspritzungen, Minilifting, Botoxinjektionen, Poimplantate, Fetteinspritzungen, Schamlippenstraffungen, Laserbehandlungen und vieles Weitere.

Jeden Tag bin ich Zeuge der schrecklichen Entwicklungen, die unsere Gesellschaft seit einigen Jahren genommen hat. Es ist an Absurdität mittlerweile kaum mehr zu überbieten, welche Wünsche, Forderungen und Vorstellungen der Patienten mir in meiner Arbeit begegnen. Manche verlangen, dass ich ihnen Kinnimplantate einsetze, damit sie ihren Vorbildern Ryan Gosling oder Scarlett Johansson ähnlicher sehen. Andere bitten mich um ein Hinterteil wie Kim Kardashian, auf dem man ein Sektglas abstellen kann. Sixpack-Bauchplastiken, Wespentaillen durch Rippenentnahmen oder zackenförmige Krakenlippen: Es gibt nichts, wonach ich nicht schon gefragt wurde. Patientinnen und Patienten sind oft enttäuscht, wenn ich medizinisch nicht vertretbare Behandlungen ablehne, was in zehn Prozent aller Fälle vorkommt. Ja, richtig: Fast jede zehnte Patientin, die wegen eines Schönheitseingriffs nachfragt, schicke ich wieder nach Hause. Ich bin sehr dankbar, dass ich aufgrund unserer langen Warteliste in der Lage bin, auch mal »Nein« sagen zu können.

Das Gruselkabinett der Schönheitschirurgie: Wie aus der einstigen Ohrenanlegung Krakenlippen und Poimplantate wurden

Im Gegensatz zu früher werden die Trends immer kurzlebiger und die Wünsche der Patienten stets extremer. Manche scheinen eine Schönheitsoperation gar mit einem Gang zum Friseur zu verwechseln und nicht zu bemerken, dass ihre teilweisen grotesken Vorstellungen von Ästhetik eher in eine Freakshow als in einen Operationssaal gehören.

Die fragwürdigen Begierden vieler Patienten entstehen allerdings nicht allein in ihren Köpfen. Sie werden durch die unbegrenzten Möglichkeiten des Internets hervorgebracht und mithilfe der sozialen Medien verstärkt. Nirgendwo wird so viel gefälscht und manipuliert wie im World Wide Web. Ich spreche mich dafür aus, dass Inhalte entfernt werden, die Jugendlichen schaden. Plattformen wie Instagram und Facebook sollten beschränkt werden, sodass auch Zuckerberg und Co. in die Schranken gewiesen werden. Nicht nur, dass mich Menschen aufsuchen, die extremen Trends nachjagen und sich sehenden Auges verunstalten lassen wollen. Es kommen auch Patienten, die unverantwortlich handelnden Ärzten in die Hände gefallen sind. Bei diesen offensichtlichen Körperverletzungen dürfen meine Kollegen und ich anschließend mit aller Schöpferkraft und Sorgfalt retten, was noch zu retten ist. Unzureichend ausgebildete Ärzte, die den Menschen das Blaue vom Himmel versprechen, halte ich neben der gefährlichen Vorbildfunktion berufsmäßiger »Influencer« von Instagram und Co. deswegen für die schlimmsten Verursacher des Dilemmas, in dem wir stecken.

Die Ausbildung zum plastischen Chirurgen in Deutschland lässt leider sehr zu wünschen übrig. Im schlimmsten Fall hat ein vermeintlich voll ausgebildeter Facharzt für Plastische Chirurgie noch nie selbst eine ästhetische Operation durchgeführt, wenn er seine eigene Praxis eröffnet. Trotzdem darf er dort vom ersten Tag an Schönheitseingriffe durchführen. Wollen Sie so einen »Dr. Frankenstein« an Ihr Gesicht, Ihre Augenlider oder Ihre Hüften lassen? Da ist die Verunstaltung fast schon vorprogrammiert. Nicht nur, dass diese sogenannten »Kollegen« von dem Handwerk, das ich so liebe, wenig Ahnung haben. Sie nutzen die oben genannten Medien und das ganze Spektrum der Bildbearbeitung, um Vorher-Nachher-Fotografien zu erschaffen, die keiner realen Umsetzung entsprechen. Es geht ihnen nicht um den Patienten. Nein, es geht ihnen nur um sein Bestes: Und das ist sein Geld.

Keine Frage, ich bin mit meinem Beruf sehr reich geworden. Doch es ging mir primär immer um eine gute Ausbildung und die Sicherheit der Patienten. Bis zu meinem 38. Lebensjahr habe ich als Oberarzt 7000 D-Mark pro Monat verdient und in der Uniklinik rund um die Uhr dafür gearbeitet. Mit

Nichts habe ich mich 1989 selbstständig gemacht. Gründete eine kleine Klinik mit drei Angestellten. Durch eine gute Ausbildung, psychische und physische Fitness und den Glauben an sich und seine Fähigkeiten kann man in Deutschland alles erreichen. Vielen, und leider mittlerweile sehr vielen meiner Kollegen, die besorgniserregende Arbeit verrichten, möchte ich mit Ciceros Worten begegnen, in der Hoffnung, dass sie diese auch verstehen mögen: »Imago est animi vultus.« – »Das Gesicht ist ein Abbild der Seele.« In meinen Augen kommt es einem Unheil gleich, wenn »Scharlatane« an eben diese Gesichter Hand anlegen.

Das nimmt derartige Ausmaße an, dass eine Patientin als Notfall bei uns eingeliefert wurde, die deutliche Rötungen und starke Schmerzen im Bereich der Nase aufwies. Ein vermeintlicher Facharzt hatte ihr bei einem Eingriff einen Schweineknorpel eingesetzt, um den Nasenrücken aufzurichten. Dieses Fremdmaterial hatte sich entzündet und zu einer ausgeprägten Vereiterung geführt. In einem Notfalleingriff mussten wir im Naseninneren die Schleimhaut spalten, aus welcher sich der Eiter entleerte. Der Abstrich ergab, dass die vorhandenen und ursächlichen Bakterien sehr aggressiv waren. Wir entfernten das Fremdmaterial, säuberten den ganzen Nasenbereich, spülten die Wunde mit Antibiotika und legten eine Drainage. Es sollte jedoch vier Tage dauern, bis wir die Entzündung in den Griff bekamen. Gott sei Dank kam die Patientin rechtzeitig zu uns, ansonsten hätten wir Schlimmeres nicht verhindern können.

Als die Entzündung abgeklungen war, galt es, die Nase wiederherzustellen, was mit sehr hohem Aufwand und Kosten verbunden war. Daher warne ich vor übereilten Operationen. Es ist immens wichtig, dass der Operateur auf dieses Gebiet spezialisiert ist. Ein junger Facharzt für Plastische und Ästhetische Chirurgie hat bis zum Ende seiner Ausbildung in der Regel keine einzige ästhetisch-rekonstruktive Nase operiert. Dennoch darf er es und manche dieser jungen Ärztinnen und Ärzte gaukeln leider nur zu oft etwas vor, was nicht der Realität entspricht.

Ähnlich gehen auch Influencer vor, wenn sie Bilder von sich bis zur Unkenntlichkeit verändern und so die Aufmerksamkeit naiver Follower auf sich ziehen, damit sie durch Werbung absurde Summen erwirtschaften. Je höher die Anzahl der Follower und ihrer Reaktionen auf die Posts, desto größer der Umsatz.

Auch falsche Vorbilder aus den Medien, von der Yellow Press zu Stars ernannte Nobodys, le-

Mediale Prostitution: Influencer und ihr Einfluss auf die Schönheitsindustrie

ben nicht nur vollkommen falsche, sondern sogar gesundheitsschädliche Ideale vor. Fußballerfrauen hungern sich öffentlich zugrunde. Moderatoren lassen sich das Gesicht so straff liften, dass sie wie leblose Fratzen aussehen. Instagram-Sternchen mit Plastikpo und Schlauchbootlippen werden durch das Privatfernsehen in den Adel von Prominenten erhoben und von einer Trash-TV-Sendung in die nächste weitergereicht. Indem die Medien diesen Menschen eine Bühne geben, erlauben sie, dass sich ein neues ästhetisches Normativ in unserer Gesellschaft durchsetzt.

Es ist das Triumvirat des Grauens: manipulierende soziale Medien mit all ihren Auswüchsen, mangelhaft ausgebildete Ärzte, deren unlautere Machenschaften zur Lebensgefahr werden können, und die allgegenwärtige Missgunst, die nicht nur meine Arbeit, sondern die ganze Gesellschaft durchdringt. Ich bin auf jeden stolz, der erfolgreich ist. Vor Erben habe ich jedoch weniger Respekt. Ebenso vor »Möchtegerntypen«, die nur über andere Leute herziehen, mit sich selbst und der Welt unzufrieden sind und mehr sein wollen, als sie sind. Wahre Freundschaften findet man dort selten. Mein persönliches Paradies ist der Bodensee. Wichtig sind mir die Freunde, die mich seit mehr als 50 Jahren begleiten, beim Sport, wie Tennis, Skifahren, Golf, oder beim Stammtisch. Sie sind alle stolz auf mich, den alemannischen Jungen, und auf das, was ich erreicht habe, und das ganz ohne Neid oder Missgunst. Da kann ich mich wohlfühlen. Das ist mein wahrer Reichtum des Lebens. Geld allein macht nicht glücklich.

Der Aufdeckung und Bloßstellung der medialen Meinungsmacher und den daraus resultierenden Abgründen der Schönheitschirurgie widme ich unter anderem dieses Buch.

Ich möchte Sie dazu einladen, mich auf eine Reise zu begleiten. Wir beschäftigen uns mit der heutigen Pseudosociety, der Gesellschaft der Unechten. Wie konnte es dazu kommen, dass wir über Jahrhunderte Schönheitsidealen wie der Nofretete, der Mona Lisa von da Vinci oder dem David von Michelangelo nacheiferten, es jedoch gegenwärtig irgendwelche Emporkömmlinge der sozialen Medien sind, die wir zum neuen Ideal erheben? Es sei hier schon verraten, dass es Letzteren lediglich durch Manipulation und Suggestion gelingt, fast perfekt und ohne Makel zu wirken.

Des Weiteren will dieses Buch den drastischen Anstieg von plastischen Operationen im letzten Jahrzehnt beleuchten. Ich möchte Ihnen erklären, in welchem Zusammenhang dieser Anstieg mit dem Aufkommen der sozialen Medien steht, die ich für die teuflischste Ausgeburt von allen halte. Denn diese Medien machen sich uralte Verhaltensmuster aus der Steinzeit zunutze, die in unserem Gehirn immer noch vorherrschen. Im Grunde ist unser Zerebrum nach wie vor das eines Neandertalers – egal ob wir ein Smartphone in der Hand halten oder nicht. Daher gelingt es Social Media spielend leicht, ein besorgniserregendes Business zu ermöglichen, in dem sich In-

Der Neandertaler und sein Smartphone: Wie Social Media unsere Gedanken steuern

fluencer auf unbewusste Empfänger stürzen und am Ende selbst Opfer ihrer eigenen Prostitution, vielmehr der digitalen Geißelung werden.

Es geht um aufmerksamkeitsheischende Algorithmen, das Spiel um und mit Dopamin und darum, was real umsetzbar oder nur eine digitale Absurdität ist. Was machen soziale Medien mit dem User? Welche Wirkungsweisen nutzen sie – und warum? Weshalb empfinde ich mich mittlerweile eher als Psychologe denn als Arzt für ästhetische Chirurgie und wieso müssen sich Schönheitschirurgen mit Auswirkungen der Nutzung des Internets und Social Media beschäftigen, die in ihrer schlimmsten Form zu Depressionen, Essstörungen oder Entstellungssyndromen werden, also einer Störung der Wahrnehmung des eigenen Leibes?

Vor allem die derzeitige Ausbildung auf dem Gebiet der ästhetischen Chirurgie stelle ich an den Pranger. Ich werde aufzeigen, wie defizitär sie ist und welche schrecklichen Folgen sie für Patienten haben kann. Doch sehe ich auch Möglichkeiten, die Regierung, Universitäten und Ärztekammer umsetzen sollten, um eine solide Ausbildung auf diesem Gebiet auf die Beine zu stellen und unsere Patienten nicht länger zu gefährden – zum Wohle der Patienten. Nur darum geht es in diesem Buch.

Ich schreibe darüber, was ästhetische Chirurgie aus meiner Sicht darf und was nicht. Ich führe an, was im Sinne natürlicher Schönheit getan werden kann und in manchen Fällen auch getan werden sollte, um die individuelle Lebensqualität zu steigern, überhaupt zu gewährleisten.

Unsere Reise wird uns am Ende in die Zukunft führen. Dort werden Sie erfahren, wie sich Schönheit neu definiert, welche Techniken und Möglichkeiten der ästhetischen Chirurgie angewandt werden und was das Morgen für uns bereithalten kann, wenn wir jetzt die richtigen Weichen stellen. Denn auch wenn der Weltenbrand die Götterwelt in Flammen setzt: Aus dem absoluten Chaos geht eine schönere Welt hervor. Es liegt an uns, diese Welt bereits heute zu gestalten.

Lehrstunden des Lebens

Auch ich bin nicht unfehlbar, kein Halbgott in Weiß.
Aber ich bin ein fleißiger alemannischer Junge mit Liebe
zu seinem Beruf. Der OP ist mein Leben und umgekehrt.

Der Michelangelo vom Bodensee. Falten-Terminator. Lagerfeld der Schönheitschirurgie. Schönheitspapst. Über mich wurde schon viel geschrieben. Es ist jedoch immer wieder erschreckend festzustellen, wie Menschen ohne große Kenntnis und wirklichen Hintergrund über mich und meinen Erfolg regelrecht herziehen. Für mich spricht aus diesen Worten der Neid der Besitzlosen. Richard von Weizsäcker hat mir einmal auf einem Kongress in Lindau gesagt:»Lieber Herr Mang, seien Sie stolz auf Ihre Arbeit. Neid muss man sich verdienen, Mitleid bekommt man umsonst.«

Darauf bin ich stolz. Mein Erfolg und meine Bekanntheit sind meiner eisernen Disziplin, meinem starken Durchhaltevermögen und meinem stetigen Wunsch nach Perfektion zu verdanken, die ich im täglichen Wirken an den Tag lege. Meine Sterne stehen gut, denn es ist das Sternzeichen Jungfrau, dem ich diese Eigenschaften verdanke. Meine Mutter hat immer zu mir gesagt:»Du bist ein Sonntagskind, ein Glückskind.« Der Aszendent Löwe bringt die wirtschaftliche Ader in mein Leben, was mein Wirken zusätzlich unterstützt.

Ich gelte als Pionier, denn es ist nun einmal so, dass ich der Erste war, der Schönheitschirurgie in Deutschland bekannt und salonfähig gemacht hat – und das zu Zeiten, in denen der Begriff im deutschen Wortschatz fast noch unbekannt war. Man sprach von anaplastischer Chirurgie, doch von ästhetischer Chirurgie war kaum die Rede.

Geboren wurde ich am 4. September 1949 in Ulm, wo auch Albert Einstein und Uli Hoeness das Licht der Welt erblickten. Als Sohn von Dr. Karl Magnus Mang, Forstdirektor in Lindau, und Luise Mang wuchs ich umgeben von wunderbarer Landschaft in einem Forsthaus in Lindau auf. Mein Vater legte auf preußische Erziehung sehr viel Wert, ebenfalls auf Naturverbundenheit und viel Bewegung. Diese Werte nehmen noch heute einen großen Stellenwert in meinem Leben ein.

Ab 1959 besuchte ich das Bodenseegymnasium in Lindau, an dem unter anderem der Schriftsteller Martin Walser und der erfolgreiche Informatiker und Gründer von Sun Microsystems Andreas von Bechtolsheim ihre Reifeprüfung ablegten. Dort begann ich mit Latein, lernte Griechisch sowie Englisch. Dieser humanistischen Ausbildung bin ich bis heute unendlich dankbar, denn »homo doctus in se semper divitias habet«. So sagte es der römische Dichter Phaedrus (20 v. Chr. bis 51 n. Chr). Es bedeutet: »Ein gebildeter Mensch hat immer Reichtum in sich.«

Ich wusste schon früh, dass ich Arzt werden wollte. In der Schule hatte ich große Freude daran, im Werkunterricht Skulpturen und Gesichter aus Ton zu formen. Mein Onkel war außerdem Unfallchirurg und versorgte mich immer wieder mit spannenden Geschichten aus dem Operationssaal. Als dann auch noch mein bester Freund einen heftigen Fahrradunfall hatte, bei dem sein Gesicht aufs Übelste verunstaltet wurde, und ich Wochen später die Ergebnisse der rekonstruktiven operativen Eingriffe bei ihm sah, war es um mich geschehen. Wenn Chirurgie derartig drastische Verletzungen richten kann, dachte ich mir, muss ich mein Leben dieser hohen Kunst widmen. Denen meiner Kollegen, die besorgniserregende Arbeit verrichten, möchte ich mit den bereits erwähnten Worten Ciceros begegnen, in der Hoffnung, dass sie diese auch verstehen mögen: »Im-

Von einem, der auszog, der Beste zu werden

ago est animi vultus.« – »Das Gesicht ist ein Abbild der Seele.«
Man kann wirklich nur hoffen, dass sie den tiefen Sinn dieser
Worte verstehen.

Anfang der 1970er, ich war mitten in meinem Human-
medizinstudium an der Universität München, flog ich für
280 D-Mark mit Capital Airlines nach Brasilien, um mein gro-
ßes Vorbild Professor Pitanguy aufzusuchen. Ich hatte mich zu
diesem Zeitpunkt bereits dafür entschieden, plastischer Gesichts-
chirurg werden zu wollen. Eine Ausrichtung, die es in Deutschland seinerzeit noch nicht gab, geschweige denn erfahrene Lehrer,
die mich hätten ausbilden können. Aber ich war schon immer
ehrgeizig – Hindernisse hielten mich nie auf, sie motivieren und
inspirieren mich vielmehr, über mich hinauszuwachsen.

Es hatte eine Weile gedauert, bis ich das Geld für das Ticket
mithilfe meines Jobs als Bademeister im Strandbad Lindau an-
gespart hatte und nach Brasilien fliegen konnte. An ein Hotel-
zimmer war nicht zu denken, also ging ich nur mit dem Nötigs-
ten in meinem Rucksack gleich nach der Landung in Rio de
Janeiro in die Rua Dona Mariana in Botafogo. Dort hatte Professor Pitanguy seine Privatklinik. Um zehn Uhr morgens stand
ich vor seiner Sekretärin und bat, Herrn Professor Pintanguy zu
sprechen. Sie teilte mir mit einem spöttischen Ausdruck im Gesicht mit, dass ich nicht der einzige junge Kollege aus dem Ausland sei, der ihn sehen wolle, und dass ich einen Termin benö-
tige. Die Warteliste sei schließlich sehr lang.

Ließ ich mich davon aufhalten? Keineswegs. Die Aussage
spornte vielmehr meine Hartnäckigkeit an. Ich setzte mich also
in den Warteraum. Dort blieb ich bis sieben Uhr am Abend und
wartete. Ich bewegte mich nicht von der Stelle, sondern harrte
einfach aus, in der absoluten Gewissheit, dass Durchsetzungs-
vermögen am Ende immer belohnt wird. Und tatsächlich, mein
Einsatz brachte Professor Pitanguy schlussendlich doch dazu,
sich Zeit für mich zu nehmen. Er entschied sich, mich bei ihm
lernen zu lassen.

Aus dieser Arbeitsbeziehung wurde im Laufe der Jahre eine wundervolle Freundschaft. Pitanguy besuchte mich mehrere Male in Deutschland, ich flog immer wieder nach Brasilien, um mit ihm zu operieren. Seiner Ansicht nach bin ich zur Nummer eins der ästhetischen Chirurgie in Europa geworden. Ist mir das gelungen, weil ich neun Stunden in einem Wartezimmer saß und auf den größten Lehrmeister weltweit wartete? Oder weil mir das Talent in die Wiege gelegt wurde? Nein – ich bin dort, wo ich bin, weil ich über einen unbezwingbaren Willen und große Durchsetzungskraft verfüge. Wenn es überhaupt etwas gibt, was mir meine Kollegen neiden sollten, dann sind es diese beiden Charaktereigenschaften.

Wo ein Wille ist, ist auch ein Weg

Nach dem Physikum begann ich mit meiner Promotion über Unfallchirurgie am Klinikum rechts der Isar der Technischen Universität München. Im Anschluss an das Staatsexamen und die Approbation erhielt ich meinen Doktortitel. Im August 1975 lernte ich Sybille, meine Frau, kennen und lieben. Wir trafen uns im Schwimmbad von Bad Schachen, kurz darauf entfernte ich ihr am Kreiskrankenhaus Lindau, an dem ich damals tätig war, den Blinddarm. Es war vielleicht nicht Liebe auf den ersten Schnitt, aber doch eine tiefe Zuneigung, die wir füreinander empfanden und die im Laufe der nächsten Jahre zu einer der wichtigsten Beziehungen meines Lebens werden sollte. Seit 1985 sind wir verheiratet, haben zwei wunderbare erwachsene Kinder und inzwischen auch zwei Enkelkinder.

1975 begann ich nach meinem Prädikatsexamen der Doktorarbeit mit der Facharztausbildung. Zunächst war ich drei Jahre in der Chirurgie eingesetzt. Anschließend machte ich an der HNO-Universitätsklinik in München meinen Facharzt für Hals-, Nasen- und Ohrenheilkunde mit Kopf-Hals-Chirurgie mit der Zusatzbezeichnung für plastische Operationen und dem Schwerpunkt plastische Gesichtschirurgie. Bevor ich also meine Bodenseeklinik eröffnete, absolvierte ich eine fundierte,

15-jährige Ausbildung. In all diesen Jahren habe ich die ästhetische Chirurgie durch weltweite Hospitationen, wie in Amerika und Brasilien, erlernt und mich so weitergebildet. Zu diesem Zeitpunkt steckte die ästhetische Chirurgie noch in ihren Kinderschuhen. Erst 1992 gab es den Facharzt für Plastische Chirurgie und zu diesem Zeitpunkt war ich schon längst Facharzt und Eigentümer der Bodenseeklinik. Gehässige plastische Chirurgen, vor allem die Älteren unter ihnen, werfen mir immer noch vor, ich sei ja »nur« HNO-Arzt. Ich kann damit gut leben, denn ich bin mir bewusst, dass ich auf dem Gebiet der ästhetischen Chirurgie eine der fundiertesten Ausbildungen überhaupt besitze – im Gegensatz zu vielen plastischen Chirurgen. In der HNO-Klinik wurde bereits damals viel plastische Chirurgie im Gesichtsbereich praktiziert. Wir sprechen hier von bereits erwähnten Nasen- und Gesichtsrekonstruktionen, Ohrenanlegungen und Faceliftings. Es war mir zu dieser Zeit durchaus bewusst, dass die HNO- und Kieferchirurgie zusammen mit der Neurochirurgie zu den schwierigsten Arbeitsfeldern gehören. Aber natürlich schreckte mich das nicht ab, ganz im Gegenteil: Es forderte meinen Perfektionismus heraus. In den folgenden Jahren beschäftigte ich mich mit Gesichtsanatomie und plastischer Chirurgie und machte die Nase, das Schwierigste, zu meinem Spezialgebiet. Genau diese Erfahrung brachte mich zu meinem ersten großen Fall, der damals bereits durch die Medien ging: der Nase von TV-Star Götz George, die meinem Leben eine unerwartete Wendung gab.

Er kam aufgrund einer Nasentrümmerfraktur ins Klinikum rechts der Isar, welche er sich bei Dreharbeiten zur Fernsehserie »Tatort« in der Rolle des Horst Schimanski zugezogen hatte. Mein damaliger Chef und Förderer Professor Schwab wies mich an, ihn zu operieren, was ich auch tat. Doch ein als Pfleger verkleideter Fotograf schlich sich später in das Zimmer von George und kurz darauf war auf der Titelseite der BILD-Zeitung sinngemäß zu lesen: *Junger Oberarzt Werner Mang rettet Schimanski das Leben.* Durch diese Schlagzeile erlangten ich und meine Fähigkeiten eine enorme Reichweite, sodass in den kommenden Jahren viele Prominente wie Dunja Rajter, Costa Cordalis und Ingrid Steeger nach Unfällen auf mich zukamen und von mir operiert werden wollten. Gerade die wiederherstellenden plastischen Operationen waren und sind immer noch der wichtigste Schwerpunkt meiner Arbeit. Besonders deutlich wird das an der Nase. Die Mang-Nase wurde darüber hinaus berühmt und lockte viele prominente Patienten in mein Sprechzimmer. Daher nenne ich mein Haus auch »Villa Rhino«, was »Nasenvilla« bedeutet.

Bis zur Operation von Götz George war mir Pressearbeit gänzlich unbekannt. Ich tat, was ich jeden Tag tat: Arztgespräche führen, Patienten beraten und operieren. Das alles machte ich stets für mich, weil es mich mit großer Zufriedenheit und mit Stolz erfüllte. Was andere von mir dachten oder ob sie auf meine Meinung Wert legten, war mir vollkommen gleichgültig.

Doch im Laufe der Zeit wurden nicht nur meine Patienten immer berühmter, auch ich erlangte einen gewissen Bekanntheitsgrad. Als ständig wiederkehrender Vertreter und Repräsentant der ästhetischen Chirurgie habe ich immer wieder Auftritte in den Medien, ob in Talkshows, Dokumentationen oder Interviews. Ich wurde zu meinem eigenen PR-Büro und nutze Anlässe wie Galas oder Partys, Orte wie Golfplätze, Formel-1-Rennstrecken oder andere Treffpunkte der Schönen und Reichen, um Marketing in eigener Sache zu betreiben. Bis heute habe ich noch keine einzige Werbeanzeige für meine Bodenseeklinik geschaltet und habe dennoch eine Warteliste von etwa einem Jahr.

Obwohl man mir eine Chefarztstelle in Frankfurt angeboten hatte und mich mein Chef in München gern als Professor behalten wollte, eröffnete ich am 1. Juni 1989 die Bodenseeklinik in Lindau mit drei Mitarbeitern, vier Betten und mir als Direktor ohne einen einzigen Patienten. Alle haben mich zu diesem Zeitpunkt für verrückt erklärt, doch vier wesentliche Faktoren trugen dazu bei, die Klinik sehr schnell auszulasten: Mein guter Ruf als

Operateur eilte mir aus meiner Zeit in München voraus, in der Berichterstattung der Medien tauchten meine Klinik und ich häufig auf, die Schönheitschirurgie wurde in der deutschen Gesellschaft salonfähig und die Hemmung, sich aus Gründen der Schönheit operieren zu lassen, sank zusehends. War ich in den ersten Jahren meiner Arbeit noch für meine Eingriffe verlacht worden (Faltenunterspritzung habe ich 1984 hierzulande eingeführt), deren Techniken ich in den USA und Brasilien lernte und anschließend nach Deutschland brachte, stellte ich immer häufiger fest, dass auch andere Chirurgen Leistungen in ihrem Portfolio nannten, die ich als Erster angeboten hatte. Als innovativer Visionär hat man es immer schwer: Zuerst gilt man als Spinner, dann wird man zum Feindbild und schließlich avanciert man zum Hassobjekt all derjenigen, die einen beneiden. Darüber hinaus sorgte die Publikation meines Standardwerkes »Handbuch der Ästhetischen Chirurgie« für Furore und tut dies noch heute. Vielleicht ist es kein Bestseller, doch ein Longseller auf jeden Fall. All diese Faktoren waren jedenfalls der Grund dafür, dass sich die Klinik kometenhaft entwickelte.

Von nichts kommt nichts: Mit Engagement und Fleiß zur Weltspitze

Doch bald schon sollte sie an ihre Kapazitätsgrenzen stoßen. Ein Jahr darf ein Patient schon auf seine OP warten, so ist es bis heute. Um Notfälle kümmern wir uns natürlich jederzeit. Ende der 1990er hatten wir allerdings eine Wartezeit bis ins Jahr 2002. Das war ein unzumutbarer Zustand – doch so geschieht es einem, der einen guten Job macht. Die nach mir benannte Mang-Nase war mittlerweile über die Landesgrenzen hinaus bekannt geworden. Ich bin nicht unfehlbar, kein Halbgott in Weiß. Auch bei mir sind ein bis drei Prozent der Patientinnen und Patienten mit dem Ergebnis unzufrieden. Nicht, dass etwas Schlimmes passiert wäre. Nein, vielmehr haben manche Patienten zu große Erwartungen und wollen wie irgendwelche Instagram-Stars, Schauspieler oder Sänger aussehen. Die dazugehörige Methodik der Operation ist zwar normiert, doch ist das Wesentliche dabei, dass sich meine Nasen immer ganz individuell nach der Kopfform, den Gesichtsmaßen und der bereits vorhandenen Nase des Patienten richten und ich ihre Funktion bewahre. Was nützt eine schöne Nase, wenn man nicht gut atmen kann? Daher ist die Nasenchirurgie die schwierigste, da sie immer auch einen funktionellen Teil berücksichtigen muss. Nun wissen Sie aus erster Hand, warum ein plastisch-ästhetischer Nasenchirurg möglichst auch eine fundierte HNO-Ausbildung genossen haben sollte.

Doch zurück nach Lindau. Die Klinik musste wachsen, wollte sie der vielen Anfragen Herr werden. So geschah es, dass ich mit der wesentlichen Unterstützung meiner Familie und meinem Team die neue Bodenseeklinik bauen und 2003 eröffnen konnte, mit 40 Betten, vier Operationssälen und einem eigenen Hörsaal. Sie ist nach wie vor eine der größten europäischen Einrichtungen ihrer Art und hat es zu weltweitem Renommee gebracht. Die Bodenseeklinik ist für mich mehr als nur ein Arbeitsplatz – sie ist mein Leben.

Die Eröffnung bedeutete gleichzeitig eine neue Dimension meines Schaffens und Wirkens. Von jetzt auf gleich war ich ein Unternehmer des Mittelstands. Ohne jedwede Fremdfinanzierung erschuf ich das größte Zentrum für ästhetische Chirurgie Deutschlands. Dank meiner zweiten großen Leidenschaft, der Architektur, habe ich es mir beim Entwurf und Bau der Klinik nicht nehmen lassen, meine Vorstellungen in die Realität umzusetzen. Jeder Raum dort trägt meine Handschrift, vom Patientenzimmer über die Operationsräume bis hin zum Hörsaal. Der internationalen Klientel, die bis dahin in Brasilien oder Hollywood Ärzte aufgesucht hatte, wurde ich mit der neuen Klinik ebenfalls gerecht. Ungeachtet der Tatsache, dass ich mit meinem »Manual of Aesthetic Surgery« bereits weltweit als Experte auf dem Gebiet bekannt war, konnte ich mit der neuen Bodenseeklinik Patienten auf mich aufmerksam machen. Nur wenige

Wochen nach der Eröffnung waren wir erneut ausgebucht. Mein Freund Ivo Pintanguy, der Operateur von Jacky Kennedy, Sophia Loren oder Nicki Lauda, hatte zu der Zeit drei Operationssäle und 20 Betten, Steven Hoefflin aus Los Angeles, bei dem ich auch des Öfteren war und der als Operateur von Liz Taylor und Michael Jackson weltberühmt wurde, hatte in Hollywood zwei Operationssäle und zehn Betten. Das waren seinerzeit zwei absolute Global Player und nun kam ich mit vier Operationssälen und 40 Betten daher! Eine Kampfansage, wenn auch eine absolut kollegiale.

Eines unterscheidet die Vorgehensweisen der geschätzten Kollegen und meiner Wenigkeit jedoch. Manche Operateure schicken ihre Patienten nach dem Eingriff so schnell wie möglich wieder nach Hause. Bei mir gehören nicht nur der Weg in den OP sowie die Operation selbst, sondern auch der Heilprozess zum Gesamtpaket dazu. Verlassen die Patienten meine Klinik, sind sie wieder gesellschaftsfähig, darüber hinaus gewährleistet das Vorgehen zu 99 Prozent Entzündungsfreiheit, Narben sind kaum noch zu erkennen und die Patienten sind schmerzfrei. Wir sprechen hier je nach Behandlung von zwei Tagen bis zu einem Zeitraum von zwei Wochen, in welchen die Menschen, die sich mir anvertrauen, in einer der schönsten Gegenden Deutschlands regenerieren können.

Nicht nur die Klinik wurde im Laufe der Jahre immer bekannter, auch Lindau ist mit dem Begriff der Schönheit eng verbunden. Jedes Jahr richtet die Internationale Gesellschaft für Ästhetische Medizin, deren Präsident ich seit 2008 bin, einen Kongress für Ästhetische Medizin dort aus. Bereits 1987 gründete ich die heutige Gesellschaft für Ästhetische Chirurgie Deutschland (GÄCD). Mit ihr trug ich wesentlich zur Etablierung und Anerkennung der Schönheitschirurgie in Deutschland bei.

Der Kongress war von Beginn an sehr international aufgestellt – doch von meinen deutschen Kollegen sehe ich leider wenige dort. Nachvollziehbar, in ihrer Logik. Denn kämen sie zu dem durch mich initiierten Ereignis, müssten sie mich ja auch wertschätzen, dabei spricht aus vielen von ihnen letztendlich leider nur der Neid. Ich empfinde dies als sehr, sehr bedauerlich, denn durch Kollaboration kommt man, wie mein Leben mich gelehrt hat, zu Wachstum und Wohlstand. Doch der Neid vermeintlicher Kollegen ist es, der mir die schwärzesten Tage meines Lebens bescherte.

Es gab vor einigen Jahren Berichte über mich, welche mich schlicht und ergreifend diffamierten. Kurz gesagt habe ich einen Arzt bei mir in der Klinik operieren lassen, dessen Approbation in Deutschland für kurze Zeit aufgrund eines Steuerdelikts ausgesetzt war. Er hatte ausschließlich juristische Probleme, die seine chirurgischen Fähigkeiten natürlich nicht beeinträchtigten. Damals habe ich vor der Anstellung dieses sehr erfahrenen Kollegen nicht tief genug gegraben und so ist es passiert, dass ich als Geschäftsführer der Klinik am Ende eine Geldstrafe zu zahlen hatte. Zu dieser Zeit habe ich noch alles selbst gemacht, auch Personal eingestellt. Heute gibt es einen Personalchef, der alles entsprechend kontrolliert, damit so etwas nicht mehr vorkommen kann. Der Fehler war passiert, doch die Klinik ging konsequent und transparent damit um und akzeptierte die Strafe, die aus meiner Nachlässigkeit resultiert war. Zu Schaden gekommen ist von den Patienten niemand. Im Gegensatz zu vielen anderen ästhetischen Chirurgen hatte dieser Arzt nämlich nur Ärger mit der Steuer, nicht mit seinem Handwerk. Heute weiß ich, welchen Kollegen ich diese Kampagne zu verdanken habe. Ich stehe fester und gefasster da als vor der Krise und weiß, dass diese heimtückische Missgunst nur zeigt, welchen Charakter diese Menschen haben. Mir ist bewusst, dass ich einen Fehler gemacht habe, und dazu stehe ich. Was mich nach wie vor bewegt, ist das verlogene, denunzierende Kollegiat, das sich nur durch üble Nachrede zu helfen weiß, um meine Position zu schwächen. Doch darin irren sie sich. Ich lasse mich nicht entmutigen. Die

Bodenseeklinik ist erfolgreicher denn je, denn die Patienten wissen, dass wir seit über 30 Jahren strengstens aufklären und beste Qualität abliefern. Sie wissen, dass Ärzte aus der ganzen Welt an der Klinik hospitieren, und sind von der Organisation und den Operationstechniken wie auch ihrer Versorgung auf dem Gebiet der plastisch-ästhetischen Chirurgie beeindruckt.

In diesem Buch werde ich offenlegen, welch »Schindluder« manche Verleumder selbst treiben. Es wäre so viel möglich, wenn man sich nicht als Kontrahenten, sondern als zumindest im Fokus gleich ausgerichtete Interessengruppen definieren und verstehen würde. Denn grundlegend und im ältesten Ansatz geht es uns allen doch um die optimale Patientenversorgung und darum, wie es uns gelingt, das Berufsfeld auszubauen und Technik, Methoden und dergleichen weiterzuentwickeln. Aber nein, Gier und Missgunst verhindern alles. Sie sind der ärztliche Abgrund der Schönheitschirurgie.

»Ich werde schon einen finden, der das dann macht.« Wie aus schlecht ausgebildeten Ärzten Frankenstein und Co. werden

Besonders offensichtlich tritt das Phänomen bei den sogenannten »Wanderpatienten« zutage: Menschen, die von einem Arzt zum nächsten pilgern, um jemanden zu finden, der ihre zum Teil absurden Wünsche Wirklichkeit werden lässt. Wir, die behandelnden Operateure, bereiten den Nährboden, indem wir nicht immer klar genug kommunizieren, was machbar und sinnvoll, ja natürlich ist. Viele ästhetische Chirurgen versprechen zu viel, was sie hinterher nicht halten können. In meiner täglichen Praxis ist es so, dass ich, wie bereits erwähnt, ungefähr zehn Prozent der potenziellen Kunden nach Hause schicke. Oder es steht nach mehreren Operationen für mich fest, dass es keine weiteren Eingriffe unsererseits mehr geben wird. Dann ziehen die enttäuschten Patienten, die mehr wollen, voller Groll weiter, zum nächsten Arzt, der sich über das willige Lämmchen auf der Schlachtbank freut und den Geldbeutel weit aufhält. Gerade junge Kollegen, die sich selbstständig machen und eine Praxis einrichten und eröffnen, haben naturgemäß meist einen erhöhten Kapitalbedarf. Das darf aber nicht dazu führen, aus wirtschaftlichen Interessen überzogene Erwartungen erfüllen zu wollen. Ich jedenfalls lasse diese Patienten ziehen – auch mit ungutem Gefühl im Bauch. Wenn sie nach mir andere Ärzte aufsuchen und die Kollegen nach der Patientenakte fragen, stelle ich diese natürlich zur Verfügung. Man kann mir bestimmt einiges vorwerfen, doch verhalte ich mich immer kollegial und versuche zu kooperieren, auch wenn Patienten zu mir kommen, weil sie mit dem vorbehandelnden Arzt unzufrieden sind. In diesen Fällen schicke ich sie meist wieder zurück und versuche sie zu besänftigen, indem ich ihnen sage, dass Streitigkeiten keinem etwas bringen. Weder dem Patienten noch dem Arzt. Man solle sich einigen und bei Bedarf versuchen, entstandene Schäden zu beheben – durch denselben Arzt oder einen fachlich versierten Kollegen. Oder das Geld rückerstatten, wenn der Patient einfach nicht zufriedenzustellen ist. Es geht am Ende des Tages stets um das Wohl des Patienten. Doch dieses Nicht-genug-Bekommen sowohl der Patienten als auch der Ärzte birgt ein fürchterliches Risiko. Wann ist es genug? Kann es überhaupt jemals genug sein? Und ist dem Einzelnen damit wirklich geholfen, dass es einen anderen Chirurgen gibt, der das umsetzt, was der bislang behandelnde Arzt verweigert? Nein. Die Wanderpatienten erzeugen unter anderem diesen irrsinnigen Wildwuchs innerhalb der Branche, der sehr oft in gerichtlichen Auseinandersetzungen mündet.

Es liegt jedoch nicht nur an der Ärzteschaft. Auch das unstillbare Verlangen nach Schönheit der Patienten ist ein Grund für die Misere, in die meine Branche sich manövriert hat. Wenn es sich, wie bei mehr als 60 Prozent der Fälle in meiner Klinik, um rekonstruktive Eingriffe wie beispielsweise nach einem Unfall, bei Missbildungen, nach einer Infektion, bei einer Narbenbildung oder einer Krebserkrankung handelt, dann sind die Motivation und das Bedürfnis des Patienten mehr als nachvollziehbar und natürlich. Doch das Verlangen nach Wadenimplantaten oder der Wunsch, den Mittelfußknochen zu entfernen, um besser in noch höheren High Heels laufen zu können, sind absurd. Der Wandel des Schönheitsideals ist allzu schnelllebig geworden. Heute sind es noch größere Hinterteile, morgen sprechen wir vielleicht über die Frage, ob man einer Frau eine dritte Brust modellieren soll, weil sie es sich aus tiefster Seele wünscht. Irgendwann, da bin ich mir sicher, wird sogar diese Frau einen Arzt finden. Daher ist die plastische Chirurgie immer auch ein Spiegelbild unserer Gesellschaft. Wie weit sind wir bereit zu gehen? Wann sind die Grenzen des medizinisch Möglichen, aber vor allem des guten Geschmacks erreicht? Und wann ist Schluss?

Die plastische Chirurgie als Spiegel der Gesellschaft: Warum wir jedes Maß verloren haben

Über dem Tempel von Delphi soll der Sage nach ein Satz gestanden haben: *Erkenne dich selbst.* Das ist allgemein bekannt. Viel weniger bekannt ist allerdings, dass es eine zweite Inschrift gegeben haben soll: *medèn ágan*. Übersetzt bedeutet dies »Nichts im Übermaß« beziehungsweise »Alles in Maßen«. Genau dieses rechte Maß vermisse ich in meiner Branche schmerzlich. Es ist meine grundlegende Überzeugung, die im Laufe meines Lebens durch die Erziehung meiner Eltern, aber auch durch meine eigenen Erfahrungen in der Medizin gereift ist: Ich möchte meine Patienten harmonisieren. Höckernasen, fliehende Kinne, Fehlstellungen, Missbildungen und mehr können Menschen entstellen. Viel schlimmer jedoch als der äußere Makel sind die inneren Leiden, die diese Leute quälen. Wenn es der Psyche und dem eigenen Wohlergehen zuträglich ist, spricht nichts dagegen, einer Frau, die schon immer unter ihrem sehr kleinen Busen gelitten hat, mit einer Operation zu helfen. Wenn eine mediengeile F-Prominente jedoch noch größere »Wassermelonen« vor sich hertragen will, muss man als Arzt die Notbremse ziehen. Ich schicke diese Patienten weg – denn ich bin nicht gewillt, jeden Wunsch zu erfüllen, nur weil ich technisch dazu in der Lage bin.

Natürlich gibt es auch bis zu drei Prozent Patienten in der Bodenseeklinik, die mit dem Ergebnis unserer Eingriffe nicht zufrieden sind. Diese wechseln, wenn wir einer weiteren Behandlung nicht zustimmen, da das Ergebnis in unseren Augen sehr gut war, den Arzt, in der Hoffnung, er möge sie glücklicher machen.

Erschreckend ist jedoch, wie häufig vor allem diese Kollegen sich die Hände reiben vor Schadenfreude, nur weil sie mir den Erfolg missgönnen. Welchen steinigen Weg auch ich gegangen bin, kann keiner abschätzen. Erfolg hat immer, wirklich immer einen Preis. Nicht einmal der von mir hochgeschätzte Franz Beckenbauer kann seinen Lebensabend in Ruhe genießen. Ich bin weltweit mit Topprominenten aus Politik, Medien und Sport vernetzt, habe als gläubiger Mensch dem Dalai Lama und Papst Benedikt die Hand geschüttelt, doch ist Prominenz kein Garant für Glück und Liebe. Ohne Disziplin, Durchhaltevermögen und den tief in mir wohnenden Wunsch nach Perfektion wäre ich niemals so weit gekommen und kann auch heute noch manchmal kaum glauben, dass all meine Träume wahr wurden. Der Junge vom Bodensee, der die Welt entdeckt und die Schönheitschirurgie nach Deutschland gebracht, ja sie hier erst salonfähig gemacht hat!

Ich stelle jedoch mit großer Besorgnis fest, dass sich die Abgründe der Schönheitschirurgie immer mehr auftun. Ich bin davon überzeugt, dass wir dem etwas entscheidend entgegensetzen müssen. Vor allem uns Ärzte sehe ich in der Pflicht, die Patienten nicht alleinzulassen, sondern ihnen zu erklären, wann eine Behandlung sinnvoll und warum sie manchmal eben auch abzulehnen ist. Welche Motivation bringt der Mensch mit, der mich aufsucht? Sind es wirklich seine ureigenen Wünsche oder ist es etwas, das von außen auf ihn einwirkt? Dies sollten wir gemeinsam mit unseren Patienten erarbeiten. Es geht heute in meiner Praxis neben der Chirurgie auch viel um Psychologie. Mit der Digitalisierung, auch der Gesellschaft, geht einher, dass das Natürliche, die Menschlichkeit nicht länger im Vordergrund stehen. Daher proklamiere ich natürliche Schönheit. Ich wünsche uns eine Gesellschaft wundervoller Originale, ohne Kopien und mit freudvoller Lebensgestaltung. Es geht und ging mir nie darum, Menschen nur schöner zu machen. Das ist profan! Ich wollte immer Arzt werden, um Menschen zu helfen, die aufgrund ihres Aussehens leiden. Das ist meine Motivation, jeden Tag aufs Neue: ein ausgezeichneter Operateur und kompetenter Arzt zu sein, der seinen Patienten zu einem besseren Leben verhilft.

Auf Messers Schneide: Was darf ästhetische Chirurgie?

Patienten sind oft mit sich und der Welt unzufrieden,
weil sie sich von einer Schönheits-OP oft zu hohe Erwartungen machen.
Das ist die Schattenseite unseres Berufs.

Wir schlagen die gängigen Zeitungen und Zeitschriften auf, die sich unter anderem mit den Themen der Schönheitsindustrie beschäftigen. Was dort zu lesen ist, lässt den Leser schaudern. Eine 18-jährige US-Amerikanerin, die nach missglückter OP mit massiven Hirnschäden im Koma liegt, weil sie die Ärzte allein und unbeaufsichtigt gelassen haben. In München wird ein Schönheitschirurg verklagt, da er mehrere Frauen durch seine Eingriffe entstellt haben soll. Eine der Frauen berichtet, dass ihre Nase völlig vernarbt sei, ein Teil des Nasenflügels fehle und sie bekomme keine Luft. Einige dieser Patienten landen bei mir in der Sprechstunde. Bei mehreren Eingriffen zu Povergrößerungen, worauf ich später im Text genauer eingehe, sind nicht nur in Brasilien, sondern auch in Deutschland, wie beispielsweise letztes Jahr in Düsseldorf, Frauen ums Leben gekommen. Bei dem Fall der 42-Jährigen, die sich in Düsseldorf unters Messer legte und starb, konnte ein Gutachter zwar folgenschwere Behandlungsfehler des behandelnden Arztes ohne jegliche chirurgische Ausbildung nachweisen, doch bringt das der Patientin und ihrer Familie jetzt auch nichts mehr. Trotz massiver Komplikationen durfte der Arzt behandeln, bis es letztendlich zu einem Todesfall kam. Das wäre zu verhindern gewesen. Natürlich sind alle ästhetischen Eingriffe gefährlich, doch besonders die

Eigenfettinjektionen bergen sehr große Gefahren und sind in der Regel von sehr geringem Nutzen. Ein weiteres Beispiel ist eine Patientin, die bei uns in der Klinik Hilfe aufsuchte, nachdem ein Kollege eine Oberschenkelstraffung durchgeführt hatte. Das Ergebnis war verheerend. Große Teile der Haut waren abgestorben, natürlich war es für die Patientin eine Katastrophe. Es ist zwingend notwendig, Patienten über die Gefahren wie Infektionen, Thrombosen, Embolien und selbst tödliche Komplikationen aufzuklären. Wenn die Behandlungen in einer ordentlichen Klinik mit sorgfältiger Überwachung und entsprechender Nachsorge durchgeführt werden, sind die Risiken jedoch sehr gering und überschaubar.

Dem OP-Tourismus zum Opfer gefallen, wurde auch bei uns in der Bodenseeklinik eine 28-jährige Dame eingeliefert, deren Brüste starke Vereiterungen aufwiesen. Sie hatte heftige Schmerzen und hohes Fieber und berichtete, dass sie sich vor vier Wochen in Thailand Brustimplantate habe einsetzen lassen. Eine entsprechende Ultraschalldiagnostik zeigte sehr merkwürdige Strukturen im Bereich der Drüse und der Implantate auf. Die Situation war ernst, so ernst, dass wir noch nachts operierten. Was bei dem Eingriff zum Vorschein kam, lässt uns bis heute vor Schreck erstarren und die Hände über dem Kopf zusammenschlagen. Anstatt adäquate Implantate zu verwenden, waren der jungen Frau Schwämme eingesetzt worden. Ganz einfache Badeschwämme. Unglaublich, aber wahr.

Wir entfernten sowohl die Schwämme als auch bereits abgestorbenes Gewebe. Die Patientin wurde postoperativ intensiv betreut, bis das Fieber zurückging. Der Vereiterung kamen wir mit Spülungen und Antibiotika bei. Natürlich sahen die Brüste nach der Notfalloperation nicht so aus, wie die Patientin es sich einst erhofft hatte, doch standen hier ganz eindeutig das Leben und die Gesundheit der Frau im Vordergrund.

Ein Jahr später, nachdem alles verheilt war, wurden die Brüste mit hochwertigen Implantaten rekonstruiert. Eine Narbenrevision führte dazu, dass sich die Frau heute in ihrem Körper wieder wohlfühlt. Diese Geschichte soll Ihnen eine Lehre sein. Seien Sie in Bezug auf Operationen im Ausland auf der Hut!

Nachrichten wie diese über ähnliche Fälle sind leider sehr häufig und aus den globalen Medien nicht mehr wegzudenken. Viele Ärzte preisen sich hoch an. Doch am Ende ist die Enttäuschung oftmals vorprogrammiert. Nicht selten sind es gerade die Pfuscher in unserem Handwerk, die sich begeistert der sozialen Medien bedienen. Es geht ihnen nur ums Geld und selten schnell genug. Sie kennen sich bestens mit den Mechanismen dieser Plattformen aus und nutzen diese, um an ihre Kunden zu kommen. Es ist billige Werbung, sie brauchen keine Anzeigen zu bezahlen. Was sie jedoch erschreckend wenig verstehen, ist ihr Handwerk. Lippen werden zu kräftig aufgespritzt, Infektionen entstehen, Patientinnen und Patienten sind beziehungsweise werden entstellt.

Einen Arzt, dem Sie Ihr Vertrauen schenken wollen, finden Sie nicht auf Instagram. Es obliegt keiner Kontrolle, was Ärzte auf diesem Kanal posten, der es jedem erlaubt, OP-Bilder online zu stellen. Das ist sehr weit entfernt von der Seriosität, die für meinen Berufsstand unabdingbar ist. Ich beispielsweise habe überhaupt keine Zeit, mich um Onlinebewertungen oder dergleichen zu kümmern.

Einer Umfrage zufolge wählen 39,2 Prozent der Interessierten den Arzt nach seinem guten Ruf aus, 22,7 Prozent gewichten die Bewertungen in Portalen zur Arztwahl entsprechend. Über 50 Prozent suchen sich von daher den Arzt durch die Bewertung Dritter aus. Wir kommen später noch einmal darauf zurück, wie fatal das sein kann. Denn es gibt andere Faktoren, die tatsächlich eine Aussage über die Kompetenz eines ästhetischen Chirurgen treffen können – Faktoren, auf die man sich besser verlassen kann als auf Bewertungen.

Ein wichtiger und guter erster Indikator ist, wenn der Arzt oder die Ärztin auch wirklich im Fachbereich der ästhetischen

Chirurgie ausgebildet ist. Auf dem Praxisschild sollte entweder »plastische Operationen« oder »plastische Chirurgie« stehen. Diese beiden Titel sind geschützt. Das ist nur ein erster, aber wichtiger Hinweis. Es heißt aber noch lange nicht, dass dieser Arzt auf ästhetische Behandlungen und Operationen spezialisiert ist. Das finden Sie beim ersten Aufeinandertreffen jedoch leicht heraus: Fragen Sie den Arzt im Gespräch, wie oft er welche Behandlungen selbst durchgeführt und welche Ausbildung er gemacht hat. Und ob er die Behandlung, die Sie sich wünschen, auch wirklich häufig durchführt. Auf vollmundige Prospekte und Anzeigen im Internet sollten Sie sich auf gar keinen Fall verlassen. Großformatige Anzeigenbeilagen in Zeitungen, die jeden beliebigen Mediziner gegen ein vierstelliges Anzeigenhonorar als »Toparzt« bezeichnen, der »Spitzenmedizin« leistet, haben keine Aussagekraft. Nicht einmal die berühmten »Ärztelisten« in bestimmten Nachrichtenmagazinen und Illustrierten sind zutreffend. Hier fehlen häufig wirklich empfehlenswerte Adressen. Dafür werden Kollegen erwähnt, die bestimmte Eingriffe nicht allzu oft und allzu erfolgreich ausführen. Oder Chefärzte, die vielleicht eine Klinik gut leiten, aber nicht besonders gut operieren können.

Ich plädiere nach wie vor dafür, dass die Ärztekammern seriöse Listen von spezialisierten Ärzten herausgeben, die sie selbst und unabhängig überprüfen. Das wäre ein Segen für alle Patienten. Die Ärztelisten der Hochglanzmagazine sind jedenfalls kein Gradmesser. Vielmehr sollten sich die Ärztekammern selbst davon überzeugen, welche Fähigkeiten die Kollegen vorweisen können.

Des Weiteren gibt es einen großen Unterschied zwischen günstig und preiswert. Wie die Pilze aus dem Boden schießen günstige Anbieter der Schönheitschirurgie, doch sind die wenigsten von ihnen selbst diesen niedrigen Preis wert. Ihnen fehlt es an ausreichender Ausbildung und notwendiger Erfahrung. Indizien dafür, dass es sich bei dem ausgewählten Arzt um einen Vertreter der günstigen Kategorie handelt, sind bei-spielsweise, wenn es in der genannten Praxis oder Klinik kei-nen direkten Ansprechpartner gibt und der Operateur nicht na-mentlich erwähnt wird. Oder wenn der behandelnde Arzt wenig bis gar keine Zeit für die Patienten hat und kein detailliertes und ausgiebiges Beratungsgespräch vor jeglichem Eingriff statt-findet. Oder wenn oberflächliche Aussagen getroffen und mög-liche Komplikationen runtergespielt werden. Sollte auch nur einer dieser Faktoren bei der Suche nach einem Operateur zu-treffen, kann ich nur dringend raten, die Suche von vorn zu be-ginnen.

Schönheit ist nicht nur von den Patientinnen und Patienten käuflich, sondern durchaus auch von den Behandelnden. Es gibt einschlägige Berichterstattungen darüber, wie Ärzte sich positive Bewertungen über zweifelhafte Onlineportale kaufen. Diese Por-tale verfügen über einen großen Pool von »Bewertern«, die sich bei unterschiedlichsten Plattformen anmelden und gute Bewer-tungen und aussagekräftige Rezensionen hinterlassen, obwohl sie weder behandelt wurden noch je das Gesicht des Arztes zu sehen bekommen haben. Immer wieder decken »Faktenchecker« auf, dass einige dieser »Bewerter« Honorare für positive Kom-mentare erhalten. Kritiken im Internet sind deshalb maximal als Annäherung zu verstehen und stets kritisch zu hinterfragen! Die Meinungen Dritter sind nichts anderes als die Schönheit selbst: Sie sind käuflich und kosten mindestens Geld, wenn nicht ge-sundheitliche Schäden und am Ende sogar Leben. Das ist trau-rig, denn es wäre vermeidbar.

So verhält es sich auch bei Vorher-Nachher-Vergleichsbil-dern. Die Bilder, die im Internet, aber auch in Prospekten der mit Vorsicht zu genießenden Praxen gezeigt werden, sind meist retuschiert und entsprechen selten den wirklichen Tatsachen. Auf vielen dieser Fotos tragen die Abgebildeten dieselbe Wäsche, dieselbe Frisur oder denselben Schmuck, obwohl zwischen Vor-her- und Nachher-Aufnahmen jeweils mehrere Wochen, wenn nicht Monate liegen sollten. Diese Bilder werden ja in der Regel vom behandelnden Arzt in der Praxis zur Dokumentation gemacht. Da ist es eher unwahrscheinlich, dass Patienten nach längerer Zeit in exakt demselben Outfit zur Kontrolluntersuchung kommen wie bereits Wochen zuvor.

Daher kann ich immer wieder nur darauf hinweisen, den Arzt persönlich in seinen Sprechstunden aufzusuchen und unter den bereits genannten Aspekten zu überprüfen, ob er oder sie für eine Behandlung Ihres Körpers infrage kommt. Holen Sie sich ruhig auch Meinungen von zwei oder drei verschiedenen Ärzten ein. Dabei können Sie auch gleich feststellen, ob Ihnen das jeweilige Ambiente zusagt und ob Sie sich in der Praxis oder Klinik wohlfühlen. Zweit- und Drittmeinungen haben noch nie geschadet. Hören Sie auf Ihre Intuition und seien Sie ehrlich zu sich. Das sind die besten Wegweiser, die ich in meiner langen Laufbahn stets beachtet habe und jedem nur ans Herz legen kann. Eine Operation ist kein Besuch im Nagelstudio. Sie muss gut überlegt sein. Wieso und weshalb, möchte ich Ihnen an einigen Beispielen aus meiner täglichen Praxis aufzeigen.

Schlupflidoperationen beispielsweise, das heißt OPs am Oberlid, sind die dankbarsten Eingriffe, die trotz der minimalen Veränderung eine große Wirkung zeigen. Oft haben sogenannte Schönheitsoperationen medizinisch notwendige Gründe. Gerade bei Oberlidern kann es durch Sehbeschwerden, Blickfeldeinschränkungen, müde Augen oder Hautentzündungen zu der Notwendigkeit einer »Schönheitsoperation« kommen. Zudem kann man das Oberlid mit örtlicher Betäubung operieren. Kleiner Eingriff mit großem Effekt. Wesentlich schwieriger ist die Unterlidkorrektur, das Entfernen der sogenannten Tränensäcke. Hier passieren die meisten Fehler. Der Operateur benötigt wirklich sehr viel Übung. Wenn Sie hier einen Pfuscher ranlassen, drohen im schlimmsten Fall Asymmetrie, Nervenschaden und ein herunterhängendes Auge. Ich habe Frauen erlebt, die nachts nicht mehr schlafen konnten, weil sie das Auge nicht mehr schließen konnten. Sie kamen nach einer verpfuschten Lid-OP zu uns, um sich nachoperieren zu lassen. Diese Korrektureingriffe sind noch anspruchsvoller und schwieriger als der Ersteingriff.

In der Bodenseeklinik lassen wir deshalb nur erfahrene Operateure diese Eingriffe ausführen. Trotzdem sind auch wir leider nicht davor gefeit, dass das Ergebnis nicht immer perfekt wird. Denn der Heilungsverlauf ist schwer vorherzusehen und einzuschätzen, vor allem wenn der Patient nicht gut nachsorgt oder nicht auf die Empfehlungen durch uns achtet. Ich sage immer: »Wenn es gut heilt und keine Narben entstehen, kann nichts passieren.« Deswegen ist bei jeder Operation die Nachsorge so entscheidend. Ich bin gegen ambulante Eingriffe. Bei uns verlässt kein Patient die Klinik, bei dem nicht alles in Ordnung ist. Wenn etwas passiert, muss der Arzt in der Lage sein, sofort zu behandeln und mögliche Schäden zu beheben, und das ohne zusätzliche Kosten. All das bleibt bei vielen Ärzten oft auf der Strecke. Deshalb soll dieses Buch die Ärztekammern aufrütteln, bessere Richtlinien auf dem Gebiet der ästhetischen Chirurgie zu schaffen. Ich bin stets und gerne bereit, dabei mitzuhelfen.

Doch zurück zur Vorgehensweise bei der operativen Unterlidkorrektur. Bei diesem Eingriff wird ein kleiner Schnitt unter dem Auge gemacht. Die Fettkörper werden entfernt und die Haut schonend gestrafft, sodass es zu einer Raffung und einem jüngeren Aussehen kommt. Wie Sie sich denken können, erfordert dieser Eingriff nicht nur Erfahrung, sondern auch Fingerspitzengefühl. Ich wundere mich demnach immer wieder über den Mut junger Ärzte, die sich ohne jegliche Routine und Ausbildung nach der Facharztausbildung selbstständig machen und Lidoperationen durchführen. Es hat bei mir einige Jahre an Weiterbildungen und speziellen Trainings wie auch internationale Aufenthalte gebraucht, um das Unterlid adäquat operieren zu können. Gerade bei Frauen im höheren Alter besteht das Risiko, dass das Unterlid nach unten klappt und sich ein Ektropium bildet. Dabei dreht sich das untere Augenlid nach außen, sodass eine sichtbare Fehlstellung entsteht.

Mein schlimmster diesbezüglicher Fall war eine 74-jährige Frau, die von einem Arzt aus München so stümperhaft operiert wurde, dass ihre Unterlider schlimmer hingen als vor dem Eingriff. Sie fand deswegen nachts keinen Schlaf mehr und bekam ein trockenes Auge. Ihre Lebensqualität war in höchstem Maße eingeschränkt.

Mein ganzes Leben lang plädiere ich für Spezialistentum. Deshalb habe ich bislang, vor allem an unserer Klinik, Ärzte so ausgebildet, dass sie Eingriffe auf höchstem Niveau durchführen und sich damit jeweils auf einen Bereich des Körpers spezialisieren. Dadurch können wir gewährleisten, dass die Operateure an unserer Klinik Eingriffen bereits hundertfach, vielfach unter meiner Leitung, beigewohnt haben und erst nach einiger Zeit selbstständig die Operation durchführten. Nur so ist und bleibt die Qualität auf dem gesamten Gebiet der ästhetischen Chirurgie gewahrt.

Als Facharzt für Hals-Nasen-Ohrenheilkunde und plastische Operationen bin ich auch auf die rekonstruktive, plastische Gesichtschirurgie spezialisiert. Oberlidkorrektur, Unterlidkorrektur, Facelift, Ohranlegung und natürlich Nasenkorrekturen sind meine persönliche Spezialität. Nasenkorrekturen sind die schwierigsten Operationen in der ästhetisch-plastischen Chirurgie, denn Haut, Schleimhaut, Knochen und Knorpel werden hierbei neu kombiniert und verändern das Erscheinungsbild des Gesichts wie kaum etwas anderes. Die Nase kann man nicht verstecken. Sie ist der Mittelpunkt des Gesichts. Aufgrund dieser dominierenden, zentralen Rolle und Sichtbarkeit ist sie ein besonders sensibler Bereich.

Wie bereits erwähnt, gibt es auch in der Bodenseeklinik ein bis drei Prozent unzufriedene Patienten. Nicht, weil wir schlechte Arbeit gemacht haben, sondern weil die Erwartungen der Patienten zu hoch sind. Sie möchten nach dem Eingriff aussehen wie Brad Pitt, Angelina Jolie oder Claudia Schiffer.

Es gibt Kollegen, die den Patienten diese wundersame Verwandlung versprechen. Die Kluft zwischen dem Versprechen und den Operationsergebnissen ist manchmal so gewaltig, dass ich meine, die Patienten wären bei Dr. Frankenstein gewesen. Wie ein Patient, der seine Höcker-Schief-Nase korrigiert haben wollte, die ihm beinahe das Aussehen eines Vogels verlieh. Der Junge war 18 Jahre alt und sein Leben wurde nach der Nasenoperation, die er auch wegen einer chronischen Nebenhöhlenentzündung machen ließ, auf den Kopf gestellt. Leider nicht mit positivem Ausgang. Denn der Arzt versuchte drei Mal, sein Ergebnis zu korrigieren – und es wurde jedes Mal schlimmer. Solche katastrophalen Ergebnisse sehen wir täglich in der Sprechstunde, vor allem Nasen, die mehrfach voroperiert oder so oft korrigiert wurden, dass die Ergebnisse nur noch als schauderhaft bezeichnet werden können. Die Psyche der Patienten leidet darunter enorm. Daher ist es in meinen Augen so wesentlich, als plastischer Chirurg zumindest grundlegend auch psychologisch bewandert zu sein, um den Verunstalteten Hoffnung zu geben und sie emotional aufzufangen.

Der Junge, der nach den drei missglückten »Versuchen« des Kollegen in meiner Sprechstunde saß, war am Boden zerstört. Er fühlte sich entstellt. Höcker-Schief-Nasen mit Atembehinderung wie seine werden an unserer Klinik routinemäßig operiert. Nach einer Stunde ist ein solcher Eingriff meist vorbei und der Patient trägt kaum Schwellungen und Schmerzen davon. Nach acht Tagen ist wieder alles in Ordnung. Die Nachsorge ist jedoch elementar, der Patient sollte deshalb stationär überwacht werden, sodass er keine Blutungen, Schwellungen oder Blutergüsse bekommt. Auch sollte er antibiotisch abgedeckt sein. Im Fall des jungen Mannes aber wurde die Operation des behandelnden Arztes ambulant durchgeführt. Ein junger Kollege, wie ich erfuhr, der gerade mit seiner Facharztausbildung fertig geworden war und niemals vorher selbstständig eine Nase operiert hatte, wagte sich an eine relativ einfache Nase – und zerstörte das Aussehen und Leben des jungen Mannes. Am Nasensteg machte er einen Schnitt und präparierte die ganze Nasenhaut nach oben weg. Dadurch kam es zu einem Absterben von Gewebe im Bereich des Nasensteges mit massiven Atembeschwerden. Zu allem Überfluss wurde auch der Höcker nicht vollständig entfernt. Der Patient sah aus wie Pinocchio zu seinen schlimmsten Zeiten! Nach den Korrekturen starb ein weiterer großer Teil des Nasensteges ab, sodass sich der Patient nicht mehr unter Leute traute. Er begab sich in psychiatrische Behandlung und war drauf und dran, sich das Leben zu nehmen. Ein schreckliches Schicksal, das so einfach hätte vermieden werden können! Wir konnten dem Patienten an unserer Klinik helfen. In einer aufwendigen und langwierigen Operation konnten mein Team und ich die Nase so weit wiederherstellen, dass der junge Mann heute ein würdevolles Leben führen kann. Aber was ist der Preis, den er dafür zahlen musste? Ich spreche nicht nur von den Kosten, ich spreche von körperlichen, vor allem aber seelischen Qualen. Ist es das wert? Darf es das wert sein?

Ich muss oft die Fehler anderer ausbügeln, doch möchte ich die Kollegen nicht in Verruf bringen. Über andere Ärzte schlecht zu reden, ist nicht mein Ansinnen, auch wenn es umgekehrt sehr oft der Fall ist. Mein Tenor bleibt daher immer gleich: Ich sage den Patienten, dass ein Anwalt und eine gerichtliche Auseinandersetzung weder dem Arzt noch den Patienten etwas bringen. Man sollte sich besser zusammensetzen und eine Lösung finden. Denn am Schluss bleibt immer der Patient auf der Strecke.

Ich halte übrigens sehr viel von Naturheilkunde, alternativer Medizin und Heilpraktikern. Aber nur, wenn die Heilpraktikerinnen und Heilpraktiker eine fundierte Ausbildung genossen haben und möglichst keinerlei Injektionen oder gar operative Behandlungen durchführen. Denn das geht meist ins Auge.

So auch bei einer 19-jährigen Patientin, die bei uns vorstellig wurde. Dem Mädchen wurde durch Internet und Instagram eingeimpft, dass es unbedingt vollere Lippen haben müsse. Auch die Wangenknochen seien viel zu flach, dachte sie. Sie kam auf die Idee, sich Hyaluron spritzen zu lassen. Wahrscheinlich aus Kostengründen landete sie beim Heilpraktiker. Das Ergebnis war eine Katastrophe. Im Bereich der Wangenpartie kam es zu Knötchenbildungen und Entzündungen, aber das Schlimmste waren die Lippen. Sie waren aufgeblasen wie Schlauchboote, hochempfindlich, gerötet und noch Monate nach der Injektion entzündet. Bei der ersten Untersuchung hegte ich den Verdacht, dass sie vielleicht eine Blutvergiftung bekommen könne, denn es war nicht geklärt, welche Substanz gespritzt worden war. Wir entschlossen uns, das Material so gut es ging zu entfernen und die Entzündung und Vereiterung schnellstmöglich in den Griff zu bekommen. Das gelang nur durch einen stationären Aufenthalt und hoch dosierte Antibiotikainfusionen. Trotz intensiver Therapie war bei der Kontrolle nach sechs Monaten das Ergebnis immer noch nicht so, wie sich die Patientin das vorstellte. Es waren demnach noch weitere kostspielige Eingriffe notwendig – eine Belastung für die Seele der jungen Frau, die sehr mit ihrer schlechten Entscheidung haderte.

Doch sie ist bei Weitem nicht die Einzige. Eine 56-jährige Patientin, sehr attraktiv, aus dem Ruhrgebiet hatte sich dort von einem ortsansässigen Facharzt ein Facelifting machen lassen. Mit fatalen Folgen. Die ganze linke Gesichtshälfte war gelähmt. Das linke Auge konnte sie nicht mehr schließen, da durch die Operation alle drei Gesichtsnervenäste beschädigt wurden. Daraus resultierend kann man auf der betroffenen Seite die Stirn nicht mehr runzeln und das Augenlid nicht mehr vollständig schließen. Der Mundwinkel hängt nach unten und kann ebenfalls nicht mehr bewegt werden. Das Gesicht sieht so aus, als ob der Patient einen schweren Schlaganfall erlitten hätte. Ist der Operateur ordentlich ausgebildet und beachtet alles, ist die

Facelifting-Chirurgie eine sehr sichere Chirurgie. Doch diese Frau war natürlich am Boden zerstört.

Eine Gesichtslähmung ist kaum wieder rückgängig zu machen. Auch Nerventransplantationen führen meist nicht zum gewünschten Erfolg. Deswegen führen wir Gesichtsrekonstruktionen wie diese so durch, dass wir die Gesichtshälfte mit körpereigenen Faszien sozusagen »aufhängen«, damit der Mundwinkel wieder nach oben kommt. Im Bereich der Lider kann man bei solchen Rettungseingriffen Magneten einsetzen und versuchen, den Lidschluss dadurch wieder zu ermöglichen. Das vorrangige Ziel ist hier die Wiederherstellung der Gesundheit, dass das Auge nicht austrocknet, dass kein Speichel aus dem Mundwinkel läuft, wie man das von Gesichtslähmungen kennt, und dass dem Patienten so weit geholfen wird, dass er wieder auf die Straße treten kann. Und doch frage ich mich bei Fällen wie diesem immer wieder: Warum kommt es überhaupt so weit?

Es geht jedoch noch schlimmer. Fettabsaugungen liegen absolut im Trend. Allerdings kann man kein Lipödem beseitigen. Ein Lipödem ist eine krankhafte Fettverteilungsstörung, bei der Beine oder Arme sehr voluminös wirken, während Körpermitte, Hände und Füße schlank bleiben. Meist sind jedoch die Beine betroffen. Man spricht dann auch vom Reithosen-Syndrom.

Wir empfehlen jedem Patienten, der mit einem solchen Wunsch zu uns kommt, zunächst immer, ausreichend Sport zu treiben. Übergewicht ist der Schönheitskiller Nummer eins und Fettabsaugen ist nicht zum Abnehmen da, sondern um Problemzonen zu beseitigen. Hierbei kommt es leider viel zu oft zu Todesfällen durch Ärzte, die nicht hinreichend ausgebildet oder gar befugt sind. Die Fettabsaugung durch einen entsprechend ausgebildeten und geübten Operateur ist eine sehr dankbare und eigentlich sichere Methode. Aber wie kann es denn sein, dass ein Internist aus Düsseldorf, der keinerlei chirurgische Ausbildung hat, Fett entfernt und anschließend in den Po einspritzt? Die Zeitungen haben darüber ausführlich geschrieben. Doch die Schreckensberichte halten die Patienten nicht davon ab, sich an der einen Stelle Fett entnehmen und an der anderen Stelle wiedereinspritzen zu lassen. Für mich ist das Körperverletzung, nicht mehr und nicht weniger.

In der Bodenseeklinik werden wir immer wieder Zeugen der schlimmen Ergebnisse, wenn Fett aus dem eigenen Körper entnommen und wieder transplantiert wird. Erstens hält dieses Fett nicht dort, wo es injiziert wurde, sondern löst sich wieder auf. Zweitens kann es zu heftigen Entzündungen und sogar Fettembolien kommen. Einige plastische Chirurgen propagieren auch heute noch, dass man Fett in die Brust einspritzen soll. Wir haben bereits vor 20 Jahren Untersuchungen dazu durchgeführt und entdeckt, dass es bei dieser Methode zu Entzündungen und Fettzysten kommen kann und die Ergebnisse oft sehr schlecht werden. Doch lässt sich mit dieser Art des Eingriffs auch sehr schnell viel Geld verdienen. Man saugt Fett aus der Hüft- oder Bauchregion ab und spritzt es dann in die Brust oder sogar in den Po, um einen Hintern wie Kim Kardashian zu bekommen. Patient und Operateur nehmen Risiken in Kauf, die in keiner Relation zum Ergebnis stehen.

Allzu oft wird auch noch mit der alten Methode gesaugt, und zwar in Narkose mit großen Kanülen, wie bei einer 35-jährigen Patientin, die unsere Sprechstunde aufsuchte und die grauenhaften Ergebnisse ihres Eingriffs präsentierte, der in einer anderen Klinik durchgeführt worden war. Mit großen Kanülen waren ihr die sogenannten Reithosen abgesaugt worden. Dabei wurde so viel Fett entfernt, dass der gesamte Bereich voller Dellen und Einziehungen war. Das Fett wurde praktisch bis auf Muskel und Knochen abgesaugt – das war nicht nur schmerzhaft, das brachte auch ein schreckliches Resultat mit sich. Die Patientin sah in diesem Bereich auf schlimme Weise wie abgemagert aus. Und es kam noch schlimmer: Ihr Partner hatte sich nach der Operation von ihr getrennt, da er schon im Vorfeld gegen diesen Eingriff gewesen war. Nun war die Patientin entstellt, hatte wochenlang Beschwerden und war arbeitsunfähig. Die rekonstruierende Operation durch uns wurde nicht durch die Krankenkasse bezahlt, was durchaus nachvollziehbar und berechtigt ist. Das Leben der jungen Frau wurde durch eine unüberlegte Schönheitsoperation in allen Bereichen ruiniert! Ihre Partnerschaft, ihre Gesundheit, ihr Aussehen, ihr Beruf – alles war ihr genommen worden.

Das Allerschlimmste aber war, dass sie die Katastrophe hätte abwenden können, wenn sie bei einem nicht nur fähigen, sondern auch verantwortungsbewussten Arzt vorstellig geworden wäre. Sie hatte mir die Vorher-Bilder von sich gezeigt und ich hätte ihr in jedem Fall von einer Operation abgeraten. Ihre Figur war in Ordnung gewesen. Die Frau hatte einen Body-Mass-Index von 23 und die breiteren Hüften beziehungsweise das, was sie als Reiterhosen bezeichnete, hätte unter ästhetischen Gesichtspunkten zu ihrem Körper gepasst. Dem Wunsch einer Patientin oder eines Patienten nach einem Eingriff müssen Ärzte also längst nicht immer entsprechen. Circa zehn Prozent der Patienten schicke ich unbehandelt weg. Das ist ein wesentlicher Aspekt meines Erfolges. Man mag mir vieles vorwerfen, aber ich bin stets ehrlich zu meinen Patienten und behandle jeden nach den gleichen ethischen und moralischen Ansprüchen. Egal ob Schauspieler, Politiker, Hausfrau oder Schullehrer. Erstaunlicherweise operieren vor allem diejenigen, die es am wenigsten können, alles, was im Bereich des Möglichen ist. Dabei misslingen ihnen sogar mitunter einfachste Ohranlegungen – in diesem Bereich gibt es nichts, was ich noch nicht gesehen habe. Der Grund ist, dass einige Ärzte diese Standardoperation gegen abstehende Ohren nicht gelernt haben und stattdessen an einer eigenen Technik feilen – leider am lebenden Objekt. Bei der Ohranlegung gibt es, wie bei allen ästhetisch-plastischen Operationen auch, Standardverfahren, in denen man genau wie bei einer Gallenblasen- oder Blinddarmoperation nach chirurgischen Richtlinien und definierten Abläufen verfährt und auf diesem Weg ein solides und belastbares Ergebnis erzielt. Die Bauchchirurgie ist standardisiert, die Herzchirurgie ist standardisiert, die plastische und ästhetische Chirurgie ist es meistens nicht. Daher mein Appell an die Ärztekammern: Schaffen Sie einheitliche Standards! Es ist der entscheidende Weg zur Qualitätssicherung auf diesem Gebiet.

Warum gelingt es in der Bauchchirurgie? Warum gelingt es in den meisten Fächern und nicht in der plastisch-ästhetischen Chirurgie? Wohlgemerkt gibt es in Deutschland sehr viele gute und hervorragende plastische Chirurgen, die sind jedoch noch lange keine guten ästhetischen Chirurgen. Was ich noch mal betonen möchte: Plastische Chirurgie ist nicht gleich ästhetische Chirurgie!

Ich habe das meistverkaufte Lehrbuch der ästhetischen Chirurgie geschrieben, das weltweit in fast alle Sprachen übersetzt wurde. Deshalb nehme ich mir auch das Recht heraus, die Missstände anzuprangern und auf die fast schon akademische Zuhälterei vieler sogenannter Schönheitschirurgen hinzuweisen.

Ohranlegungen werden ab dem sechsten Lebensjahr durchgeführt. Über die oft propagierte und angeblich schonende Fadenmethode möchte ich mich hier nicht erneut auslassen. Nur so viel: Ich betrachte sie kritisch, habe schon so einige Fäden entfernt und das Ohr wiederhergestellt. Als besonders verwerflich empfinde ich es, wenn ein Kind verunstaltet wird, so wie ein neunjähriger Junge, der mich konsultierte. Er hatte nach dem Eingriff, den ein Dermatologe durchgeführt hatte, eine Entzündung des Ohrs. Der Arzt hatte den Knorpel entfernt, als Resultat erhielt der Junge ein sogenanntes Blumenkohlohr. Es war völlig deformiert. Der Patient traute sich nicht mehr in die Schule und seine Psyche litt stark unter der Entstellung.

Was war passiert? Das Blumenkohlohr war Ergebnis einer mangelhaften Nachsorge. Der Verband war trotz starker Schmerzen des Jungen vom behandelnden Arzt nicht gewechselt worden. Das führte durch eine Infektion zum Verlust des nahezu gesamten Ohrknorpels und fast des ganzen Ohrs. Die Nachsorge ist in der Chirurgie ebenso wichtig wie die Operation an sich. Das wird allzu oft vergessen.

Es gibt auch Kinder, die ohne sichtbare Ohrmuschel zur Welt kommen. Bei diesen kleinen Patienten kann man in einem aufwendigen Verfahren recht gute Ergebnisse in der Rekonstruktion erzielen. Derartige Komplikationen wie bei dem neunjährigen Jungen müssen wirklich nicht sein. Eine Ohranlegung ist heutzutage ein Routineeingriff und wird im Dämmerschlaf des Patienten durchgeführt. Sie dauert nicht mehr als eine Stunde, erfordert acht Tage Kopfverband, bevor die Fäden entfernt werden, und zwei Wochen zu Hause ein Stirnband tragen. Das ist alles standardisiert und erprobt – es gibt keinen Grund, eine andere Technik als diese anzuwenden, denn sie hat sich in der Praxis mehr als bewährt.

Die Horrorszenarien, die ich Ihnen aufgemalt habe, sollen Sie nicht abschrecken. Doch dürfen sie aufzeigen, wie wichtig es ist, ein Bewusstsein für die natürlich nicht risikolosen Eingriffe zu entwickeln und bei den Anbietern genau hinzuschauen. Meine Beispiele sollen mögliche Patienten wachrütteln. Wenn etwas zu gut klingt, um wahr zu sein, dann ist es das vermutlich auch! Ärzten, die Ihnen versprechen, bald wie ein Supermodel auszusehen, dürfen Sie kein Vertrauen schenken. Ich möchte Sie aufklären und dazu ermutigen, die Angebote von meinen Kollegen kritisch zu hinterfragen. Wer sauber und mit Erfahrung arbeitet, hat dabei nichts zu befürchten.

Und ich habe noch einen anderen Herzenswunsch. Überlegen Sie sich bitte genau, ob und wie weit ein Eingriff Sinn ergibt und unerlässlich ist, um Ihre Lebensqualität zu verbessern. Was motiviert Sie wirklich dazu, sich behandeln beziehungsweise operieren zu lassen? Sind es die Aussagen anderer? Ihr Umfeld? Die Medien? Gerade bei Jugendlichen und vor allem Minderjährigen ist die Frage berechtigt, ob sie sich im Sinne der Schönheit und Ästhetik behandeln lassen sollen und dürfen. Hierzu hat sich der derzeitige Gesundheitsminister Jens Spahn bereits 2012 als gesundheitspolitischer Sprecher der CDU/CSU geäußert. Er ist der Meinung, dass Minderjährige sich nur dann behandeln lassen dürfen, wenn die Behandlung beziehungsweise Operation von den Krankenkassen bezahlt wird, also aus gesundheitlicher Sicht notwendig ist. Dann stünde dem Eingriff nichts im Wege – ansonsten sei davon abzuraten. Des Weiteren moniert er, dass sich vor allem seine politischen Kollegen dieser gesellschaftlichen Debatte entziehen. Das Interview ist mittlerweile gute neun Jahre her, doch anstatt einer Verbesserung ist eine Verschlechterung eingetreten, deren Mühlen durch die sozialen Medien stets noch mehr bewässert werden.

Makellosigkeit, Vollkommenheit und Jugendlichkeit sind in unserer Gesellschaft höchstes Gut. Vergänglichkeit und Fehlerhaftes finden keinen Platz mehr. Das ist ein strukturelles, ja moralisches Problem. Erst vor wenigen Wochen legte sich der Fernsehjournalist Jenke von Wilmsdorff unters Messer und dokumentierte für PRO 7 den Weg von der kosmetischen Behandlung bis zum chirurgischen Eingriff an seinem Körper. Er selbst berichtete anschließend, dass er im Laufe des Prozesses kaum bemerkt habe, wie seine Bereitschaft zunahm, nach den kleineren Prozeduren auch größere Dinge »machen zu lassen«. Es ist ein schmaler Grat und für die Betroffenen oft schwer zu unterscheiden: Wähle ich bewusst, was ich für richtig halte? Oder bin ich schon mittendrin im Strudel des Schönheitswahns? Ist das, was ich verlange, ästhetisch oder ist es nur schön? Liegt Schönheit nicht nur im Auge des Betrachters? Was darf die ästhetische und plastische Chirurgie?

Vergessen Sie niemals: Es gibt oft keinen Weg zurück.

Für mich gibt es nur einen Richtwert, und das ist jener der Ästhetik. Das ist die Referenz, die es meines Erachtens in der Schönheitsindustrie anzusetzen gilt. Ästhetik ist ein belastbarer Garant meines Wirkens. Über die Natur möchte ich mich nicht stellen. Ich will auch kein Instrument desjenigen sein, der es dennoch tut. Denn nur, weil wir es mittlerweile gelernt haben, der Natur nicht nur ein Schnippchen zu schlagen, sondern sie konsequent auszutricksen und uns ihr entgegenzusetzen, heißt das noch lange nicht, dass es gut ist.

Die Medien, allen voran das Internet, befeuern den Trend der »Demokratisierung« von Schönheitsoperationen zunehmend. Was vor allem in der digitalen Welt passiert und welche Auswirkungen dies auf unsere Gesellschaft hat, ist erschreckend. Hier sind wir alle gefordert, genau darauf zu achten, welche Ausmaße diese Entwicklungen nehmen. Dank des Internets ist Wissen nahezu in Echtzeit verfügbar und das ist, vernünftig angewandt, auch ein großer Vorteil, um sich eine solide Bildung anzueignen und vieles voranzubringen. Dennoch gibt es Schattenseiten. Denn nicht nur Gutes verteilt sich da über den Äther. Dem gilt es Einhalt zu gebieten und es wird immer wichtiger, den Nutzern einen ganz bewussten Umgang mit den Möglichkeiten des Internets beizubringen, um die negativen Auswirkungen so gering wie nur irgend möglich zu halten.

Ein wesentlicher Effekt des digitalen Datenverkehrs ist, dass er Menschen verbindet, sei es per E-Mail, Videokonferenzen oder Übermittlungsdienste wie WhatsApp. Durch das Smartphone ist man in ständiger Verbindung zum Internet und den digitalen Plattformen. In der Theorie kann ich mich jederzeit weltweit mit jedem austauschen, dessen Kontaktdaten ich habe beziehungsweise dessen Profil ich über die sozialen Medien erreichen kann. Die Möglichkeiten sind unbegrenzt, durchdringen Gesellschaften und ihre Mechanismen und treiben schauderhafte Blüten. Der User steht im ständigen Vergleich mit dem globalen Angebot, und das in Echtzeit. Damit werden wir jeden Tag in der Bodenseeklinik konfrontiert.

Die Schönheitslüge – Zuckerberg & Co. haben Monster erschaffen

Shows wie GNTM passen nicht mehr in unsere Zeit.
Hier werden junge Mädchen gestresst und auf beschämende
Art und Weise zur Schau gestellt.

Vor Kurzem erschien ein zwölfjähriges Mädchen in meiner Sprechstunde und zeigte mir ein Selfie von sich, welches es mit einschlägigen Filterprogrammen digital ordentlich aufbereitet hatte. Ihre noch kindliche Nase hatte sie mithilfe der Apps schmaler gestaltet, die Wangenknochen wirkten übertrieben hoch, die Lippen prall. Ich sah mir das bearbeitete Bild von ihr an und dachte: »So ein hübsches Mädchen. Das hat sie doch gar nicht nötig.« Dann bat sie mich darum, ihr Aussehen chirurgisch so anzupassen, dass sie ihrem Selfie ähnlicher sehe. Dabei war sie erst zwölf! Ganz abgesehen von der Tatsache, dass wir Eingriffe bei Minderjährigen, wenn überhaupt, nur mit Einwilligung der Erziehungsberechtigten vornehmen würden, und das auch nur dann, wenn sie wirklich sinnvoll erscheinen, was nur selten der Fall ist: Das Beispiel des zwölfjährigen Mädchens ist bislang die Krönung des absurden Ausmaßes, das die Nutzung von sozialen Medien, Applikationen und dergleichen mehr mit sich bringt.

Schon oft kamen Patienten mit besonderen Wünschen zu mir. Ein Italiener bat mich vorletztes Jahr darum, ihm Implantate in die Waden einzusetzen, damit er auf dem Oktoberfest in Lederhosen fescher aussehe. Eine junge Frau verlangte von mir, ihr den Fußmittelknochen zu entfernen, damit sie besser in 15 Zentimeter hohen Absätzen laufen könne. Und natürlich gibt es seit dem Beginn meiner über 35-jährigen Karriere stets

Menschen, die aussehen wollen wie ein Star aus der Musik- oder Filmindustrie. Daran bin ich gewöhnt, das schockt mich nicht mehr.

In den letzten Jahren zeichnet sich jedoch vor allem bei Teenagern ab, dass sie ihren Idolen der digitalen Welt ähneln wollen, denen sie auf den sozialen Plattformen folgen. Diese Idole sind heute oft Influencer, die vor allem auf Instagram, Snapchat, Facebook und Co. ihr Unwesen treiben.

Manipulation als Geschäftsmodell: Wirkungsweise des Influencing

Influencer sind Personen, die über eine hohe Präsenz in den sozialen Medien verfügen und eine breite Fangemeinschaft um sich scharen. Sie versorgen ihre Follower, also die Menschen, die ihre Inhalte abonniert haben, mit Ausschnitten aus ihrem Leben, subjektiven Meinungen und vielen schönen bewegten und unbewegten Bildern der Selbstinszenierung. Dabei genießen sie ein sehr hohes Ansehen bei ihren Fans und werden von ihnen verehrt, wie man es ansonsten nur von Teeniestars wie Tokio Hotel oder einigen Boybands kennt. Doch längst haben die Influencer, also die Stars der sozialen Medien und digitalen Plattformen, die Idole aus der Musikbranche, dem Fernsehen oder aus Filmen abgelöst.

In der Lebenswirklichkeit der Jugendlichen ist das Smartphone Dreh- und Angelpunkt. Sowohl beim Musikhören, dem Konsumieren von Nachrichten als auch dem Genuss der Lieblingsserie hat das handliche Gerät die alten Medien nicht nur längst abgehängt, sondern vielmehr ersetzt. Eine Studie aus dem Jahr 2019 ergab, dass fast 90 Prozent aller Jugendlichen täglich online sind, die meisten mit dem Smartphone, im Schnitt 205 Minuten. Wohlgemerkt sind die mehr als drei Stunden am Handy der Durchschnitt – man muss also davon ausgehen, dass es Jugendliche gibt, die es auch auf fünf bis sechs Stunden am Tag vor dem Display bringen. Jede Menge Zeit für Influencer, das Bild ihrer perfekt inszenierten Welt über den Äther zu jagen und ihre Contents (englischer Ausdruck für Inhalte) an den Mann oder die Frau zu bringen.

In den jugendlichen Followern finden sie bereitwillige Jünger, die ihren Vorbildern mit großem Engagement nacheifern. Wie man weiß, sind gerade Teenager anfällig für Einflüsse aller Art. Sie sehnen sich nach Zugehörigkeit, meist auch, um sich vom Elternhaus abzunabeln und die eigene Persönlichkeit auszubilden. Ihr Charakter ist noch nicht vollständig ausgeprägt, ihr Selbstwert fragil – die drastischen Veränderungen des eigenen Körpers fühlen sich fremd, zuweilen sogar ungewollt an. Diese »unfertigen« jungen Menschen, die zu großen Teilen noch vollkommen unsicher in ihrem Wesen sind, treffen nun also auf Idole, die ihnen eine makellose Welt präsentieren und dabei andauernd signalisieren: *Ich bin einer von euch. Was ich kann, könnt ihr auch!*

Influencer haben einen gewaltigen Einfluss auf jugendliche Schönheitsideale. Zugegeben, das haben Stars und Sternchen aus der Popkultur, seitdem es sie gibt. Als in den 1950er-Jahren Marilyn Monroe zum Sexsymbol avancierte, wollten alle jungen Frauen wie sie aussehen. Ein Jahrzehnt später wurde die Französin Brigitte Bardot mit ihrer kleinen Nase, den großen Brüsten und dem Schmollmund zum neuen Schönheitsideal ausgerufen. Ende der 1960er-Jahre kam Twiggy, die den Magerlook gesellschaftsfähig machte. Auch sie wurde irgendwann abgelöst –

durch Claudia Schiffer und die Supermodels der 1990er-Jahre. Anfang des neuen Jahrtausends erfand man das Reality-TV, wodurch It-Girls wie Paris Hilton oder Kim Kardashian an die Oberfläche der Medienöffentlichkeit gespült wurden. Einige dieser »Stars«, die weder über ein musikalisches noch schauspielerisches, geschweige denn künstlerisches Talent verfügen, sind wieder untergegangen. Viele dieser erstaunlich geschäftstüchtigen Personen haben aber den Sprung in die neuen Medien mit Bravour gemeistert und tummeln sich heute auf allen sozialen Plattformen, die die Menschheit in den vergangenen zehn Jahren hervorgebracht hat.

» Take a selfie, fake a life.«

Dass Schönheitsbilder sich verändern, ist normal. Allerdings ist das Tempo, in dem heutzutage neue Ideale ausgerufen werden, rasant geworden. Vor Kurzem noch, so scheint es mir, galt der ausgemergelte Heroinlook von Kate Moss als todschick, nur wenige Jahre später lässt sich Jennifer Lopez ihr Hinterteil zu einer Rekordsumme versichern und Kim Kardashian vergrößert ihren Po mit Implantaten bis an die Grenzen des Erträglichen. Wenn die sich immer weiter fortentwickelnden Medien der vergangenen Jahrzehnte mit für die Geschwindigkeit verantwortlich sind, in der sich ästhetische Ideale verändern, haben Social Media wohl diesbezüglich das Gaspedal bis zum Anschlag durchgedrückt. Vor allem der Einfluss der Influencer, zu denen Kim Kardashian neben vielen anderen zählt, darf bei der Entwicklung eines als normativ geltenden Schönheitsideals nicht unterschätzt werden.

Gefährliche Schönheitstrends aus dem Internet fordern unverhohlen zur Magersucht auf

Dass dies drastische Auswirkungen bis hin zu Essstörungen zur Folge haben kann, zeigt eine australische Studie aus dem Jahr 2016. Die Wissenschaftler fanden heraus, dass selbst Mädchen, die wissen, dass Bilder mit Filtern bearbeitet wurden, diese schöner und sogar natürlicher wahrnehmen als realistische Fotografien. Man kann sich nun also lebhaft vorstellen, was in dem zwölfjährigen Mädchen vor sich geht, das ein gefiltertes Selbstporträt mit einem unbearbeiteten vergleicht: Sie fühlt sich unzulänglich, mit Makeln behaftet und hässlich. Die Nutzung von Instagram und Co. kann also zu großen Teilen dazu beitragen, das individuelle Wohlbefinden und die Zufriedenheit mit der eigenen körperlichen Erscheinung zu stören. Die gefährliche Mixtur aus dem Streben nach Perfektion, der großen Erwartung an die Anerkennung im Außen durch andere und dem Unwohlsein im eigenen Körper sind übrigens auch bezeichnend für Menschen mit Essstörungen.

Der Einfluss der Medien auf das eigene Körperempfinden

In der Vergangenheit wurde dem Fernsehen oft eine geradezu diabolische Macht in Bezug auf Körperwahrnehmung und Selbstbild zugeschrieben. Zahlreiche Studien haben den Einfluss des Fernsehens auf das körperliche Selbstempfinden vor allem junger Frauen untersucht und kamen dabei zu erstaunlichen, aber auch alarmierenden Ergebnissen.

Mitte der 1990er-Jahre befragte beispielsweise Dr. Anne Becker, damalige Direktorin des Harvard Eating Disorders Centers an der Harvard Medical School, 63 fidschianische Mädchen mit einem Durchschnittsalter von 17 Jahren zu ihrem Körperempfinden. Warum gerade Fidschi? Weil das abgelegene Land im Südpazifik, das sich auf über 300 Inseln erstreckt, erst 1995 an das internationale TV-Satellitennetz und damit an amerikanische Fernsehprogramme angeschlossen wurde. Auf den Fidschis wird traditionell, genau wie in vielen anderen Teilen der Welt, vor allem dort, wo oft Hungersnöte herrschen, das Übergewicht verehrt. Ein dicker Bauch steht für Wohlstand und Reichtum. Da der Pazifikstaat über viele Jahre von westlichen medialen Einflüssen abgeschnitten war, wurde dieses traditionelle Schönheitsideal über Jahrhunderte an die nachfolgenden Generationen weitergegeben.

Nun haben junge Mädchen in jeder Nation der Welt ihre ganz eigenen Herausforderungen beim Erwachsenwerden. Auch auf den Fidschis ermittelte das Team um Dr. Anne Becker 1995, dass drei Prozent der befragten 17-jährigen Mädchen bereits erbrochen hatten, um ihr Gewicht zu kontrollieren. Bei 13 Prozent stellte die Forschergruppe ein erhöhtes Risiko für Essstörungen fest. Im Vergleich zu westlichen Nationen waren diese Werte absolut unterdurchschnittlich.

Doch dann kam das Fernsehen. Als Dr. Becker vier Jahre später wieder auf die Fidschis kam, um eine weitere Gruppe jetzt 17-jähriger Mädchen zu ihrem Körperbefinden zu befragen, stellte sie Erschreckendes fest: 15 Prozent der Befragten gaben an, bereits erbrochen zu haben, um die Figur zu halten oder schlanker zu werden. Bei 29 Prozent der untersuchten Mädchen wurde durch die Wissenschaftlerin ein erhöhtes Risiko für Essstörungen diagnostiziert. Am erstaunlichsten dabei war die Tatsache, dass die Hälfte aller Mädchen, die ihren Angaben zufolge zwei bis drei Mal pro Woche Fernsehen konsumierten, sich als zu dick wahrnahmen.

Als 2006 zum ersten Mal »Germany's Next Topmodel« (GNTM) ausgestrahlt wurde, ließ die Kritik nicht lange auf sich warten – zu Recht. Es geht in der Sendung darum, in der Regel bereits sehr dünne Mädchen auf das Leben als Supermodel vorzubereiten und in einem Castingverfahren die beste Anwärterin auf den jährlich wechselnden Titel zu ermitteln. Hierfür fliegt die von Heidi Klum handverlesene Auswahl ihrer »Mädchen« einmal um den halben Globus, jede Woche werden ein bis zwei Kandidatinnen nach Hause geschickt – die Reise ist vorbei, der Traum geplatzt, was bleibt, sind ein bisschen Ruhm und der schnöde Alltag. Dabei frage ich mich, ob Modelmama Klum das nötig hat, ihre Brüste Hans und Franz zu nennen und aus dem tiefen Dekolletee fallen zu lassen, um noch mehr Quote zu erreichen. Wenn ihr Stern sinkt, wird auch sie höchstwahrscheinlich in ein tiefes Loch fallen.

Formate wie diese sind im Fernsehen nun wahrlich nichts Neues. Es scheint in den letzten Jahren, als ob das ganze Land einer Art riesigem Castingexperiment unterzogen wird, in dem man wahlweise als geschicktester Tortenbäcker, bester Sänger oder nächster Superstar herausgesiebt wird. Allerdings hat GNTM einen entscheidenden Unterschied zu allen anderen Castingformaten: Es wird kein offensichtliches Talent, keine Begabung, kein Können als Maßstab für die Auswahl angelegt, sondern zu größten Teilen das Aussehen – und damit auch der Fitnesszustand, die Taillenbreite, die Gesichtssymmetrie und die Beinlänge. Allen Beteuerungen der Sendung zum Trotz, man suche ein Mädchen mit »Personality« und beobachte vor allem die Fortschritte der Kandidatinnen während der Sendung: Heidi Klums Sendung proklamiert ein Schönheitsideal, dem gerade mal eine von 40 000 Frauen entspricht. Die Sendung wird jedoch von sehr vielen jungen Frauen rezipiert, deren Großteil einen Body-Mass-Index von unter 20 vorweist. Wobei man bei der Haute Couture sogar von einem BMI von 17,5 liest, was einem Gewicht von 60 Kilogramm bei einer Größe von 1,85 Metern entspricht. Die Medizin versteht das als starkes Untergewicht und sieht in diesen Werten ein Kriterium für Anorexie, also Magersucht.

Im Schnitt erreicht die Sendung einen Zuschauermarktanteil in der Zielgruppe der 14- bis 49-Jährigen von 16 bis 18 Prozent, was im Durchschnitt ungefähr zwei Millionen Menschen entspricht, wobei davon auszugehen ist, dass es vor allem die jüngeren Zuschauer sind, die die Sendung ansehen.

GNTM wurde mittlerweile in einigen wissenschaftlichen Forschungsarbeiten untersucht. Es konnte in Studien und Befragungen nachgewiesen werden, dass die Sendung Essstörungen wie Magersucht und Bulimie verstärkt. Das Gestaltungsobjekt bei GNTM ist der eigene Körper, den es zu kontrollieren und vor der Kamera perfekt in Szene zu setzen gilt. Der Fokus liegt demnach nicht auf Individualität und Lebensglück, sondern auf der Orientierung neoliberaler Werte, die den Markt als bestimmendes Organ definieren. Ausprägung dessen ist die bedingungslose Anpassung der GNTM-Teilnehmerinnen, um Erfolg und Anerkennung zu erhalten. Das beinhaltet auch die Überwindung eigener Gefühle wie beispielsweise Wut oder Angst. Die Mädchen warten in der Kälte auf das nächste Shooting und unterdrücken die eigene Müdigkeit. Denn: »Nur die Beste kann Germany's Next Topmodel werden!« Zusätzlich zum nicht unerheblichen Druck, den eigenen Körper zu dominieren, die Empfindungen wie Hunger, Kälte und Furcht zu unterdrücken, wird auch ein hohes Maß an Selbstüberwindung und Überschreiten der eigenen Grenzen vorausgesetzt.

Junge Zuschauerinnen rezipieren dieses von der Sendung proklamierte Ideal. Sie nehmen es im schlimmsten Fall als gegeben hin und kopieren die Selbstinszenierungen der Kandidatinnen – vielleicht sogar in der Hoffnung, eines Tages selbst eines der Mädchen zu sein, die mit Heidi Klum um die Welt jetten. Und selbst wenn der Weg nicht ins Modelbusiness führt: Der intrinsische Wunsch der Selbstoptimierung junger Mädchen kann durch Sendungen wie GNTM in psychosomatischen Störungen enden, die unweigerlich in einer Körperwahrnehmungsstörung ihren Ausdruck finden.

Warum schreibe ich so ausführlich über eine Fernsehsendung, die schon seit 15 Jahren existiert und jede Kritik bislang unbeschadet überdauert hat? Weil die Studienlage zu GNTM und ähnlichen Formaten relativ breit und ihre Auswirkungen gut erforscht sind. Die sozialen Medien sind noch verhältnismäßig jung, ihre Wirkweisen jedoch sind verwandt mit traditionellen Medien wie dem Fernsehen. Studien aus diesem Forschungsbereich können also herangezogen werden, um die Auswirkungen des Medienkonsums zu untersuchen. Überdies ist es mir ein Anliegen, allen Eltern von Teenagern mit auf den Weg zu geben: Wenn Sie denken, dass Heidi Klums Modelsuche eine schlimme Sache für das Selbstbewusstsein Ihrer minderjährigen Tochter ist, kann ich Sie nur dringend dazu auffordern, alle sozialen Medien mit sofortiger Wirkung vom Smartphone Ihres Kindes zu verbannen. Denn Instagram, Snapchat und Co. sind noch viel, viel schlimmer, als magere Models im Fernsehen es als Vorbilder jemals sein können. Hier ist der Rezipient nämlich nicht nur Empfänger, sondern, sofern er, was die meisten tun, die Plattform auch aktiv nutzt, auch Sender.

Ich möchte Ihnen dies am Beispiel des zwölfjährigen Mädchens vom Anfang des Kapitels erläutern. Problematisch ist in meinen Augen nicht nur das eigene Selfie, das sie durch unterschiedliche Filter bis zur Unkenntlichkeit bearbeitet und sich und anderen so eine Realität vorgaukelt, die es nicht gibt. Ich glaube, dass der Einfluss der sozialen Medien, der ständige Vergleich, das Nicht-zur-Ruhe-Kommen und der fortwährende Drang, sich neu zu erfinden, äußerst kritisch betrachtet werden müssen. Von einem bewussten Umgang mit diesen Medien kann nicht die Rede sein – kaum bei Erwachsenen und erst recht nicht bei Kindern oder Jugendlichen. Oder wissen Sie, was das Hochladen eines Bildes und das Warten auf die Reaktionen der Abonnenten in Ihrem oder dem Gehirn Ihres Kindes verursacht? Ich kann Sie trösten. Eine reflektierte Nutzung dieser digitalen Schauplätze ist durch die Anbieter nicht gewollt. Sie machen sich den menschlichen Herdentrieb zunutze, um vor allem eines zu tun: Geld zu verdienen. Denn einzig und allein darum geht es.

Soziale Medien: Mit Algorithmen in Echtzeit zur Weltherrschaft

Ursprünglich verfolgten soziale Medien das Ziel, Menschen auf der ganzen Welt miteinander zu verbinden – daher auch der Name. Mit diesem Ziel haben heutige Dienste jedoch maximal noch nebensächlich zu tun. Die großen Player der Social Media werden, genau wie das Privatfernsehen, durch Werbeanzeigen und Produktplatzierungen finanziert. Das passiert im sogenannten »Feed«, auf dem die neusten Nachrichten und Aktivitäten anderer Nutzer veröffentlicht werden. Auf Deutsch heißt das Wort »Zufuhr« und es ist kein Zufall, dass es auch »Einspeisung« oder »Futter« bedeutet. Die Inhalte des Feeds erfolgen zum einen durch die Menschen oder Profile, denen wir folgen oder die wir abonniert haben. Zum anderen aber auch durch Algorithmen, die im Hintergrund arbeiten und alles daran setzen, den Anwender so lange wie möglich auf der Plattform zu halten. Die Devise lautet: »Wir benötigen Ihre Aufmerksamkeit!« Es ist das subtile Spiel zwischen »so lange wie möglich« und »so viel wie nötig«, das die Algorithmen exzellent beherrschen.

Per Definition ist ein Algorithmus eine eindeutige Handlungsvorschrift, die aus vielen präzise formulierten, wohldefinierten Einzelanweisungen besteht, um ein Problem oder eine Problemklasse zu lösen, dessen Lösung bereits bekannt ist. Ein simples Beispiel dafür ist das Navigationssystem, das uns die kürzeste Route von A nach B zeigt und uns an dieser entlangführt. Die Problemstellung in diesem Fall lautet: Wie kommt man auf kürzestem Weg von A nach B? Der Algorithmus errechnet anhand der Wegpunkte, die ihm zur Verfügung stehen, den im besten Fall kürzesten Weg. Der Weg ist nur so gut und kurz, wie es der Programmierung des Algorithmus entspricht. So funktionieren klassische Algorithmen.

Selbstlernende Algorithmen hingegen, wie sie allen sozialen Medien zugrunde liegen, auch bekannt als maschinelles Lernen oder Machine Learning, funktionieren deutlich komplexer. Der wesentliche Unterschied dabei ist, dass die Problemlösung Letzterer nicht klar definiert ist. Aufgabe dieser selbstlernenden Algorithmen ist, aus vorhandenen Datenbeständen über Nutzer oder Sachverhalte, Muster und Gesetzmäßigkeiten zu erkennen und Lösungen daraus zu entwickeln.

Das heißt konkret: Wenn ein Nutzer auf einer sozialen Plattform zum Beispiel das Bild eines Pudels mit einem Like versieht, nimmt der Algorithmus das zur Kenntnis und stellt weitere Pudelbilder im Feed des Nutzers zur Verfügung, um den Nutzer online zu halten und seine Aufmerksamkeit zu behalten. Denn das wollen die sozialen Medien haben: die Aufmerksamkeit des Nutzers.

Es ist verwunderlich, dass die Applikationen der sozialen Medien nicht mit einem riesigen Störer mit der Aufschrift DAUERWERBESENDUNG versehen werden, wie man das manchmal im Fernsehen beobachten kann. Auf dem Schauplatz der sozialen Medien wandernd, wird nämlich permanent Werbung eingespielt. Und je häufiger eine Anwendung wie Instagram genutzt wird, desto mehr Daten werden über den User gesammelt. Wie bereits beschrieben, wird dies in den sozialen Medien so weit getrieben, dass der selbstlernende Algorithmus vorhersagt, was als Nächstes angeklickt oder gekauft wird. Von Zauberhand wird maßgeschneiderte Werbung als finaler Anreiz platziert. Es ist jedoch keine Magie, sondern berechnende Logik.

Es ist das perfide Wechselspiel von Aufmerksamkeit und Werbung, das seit dem Beginn des Konsums als Treiber für Renditen steht. Die grundlegenden Mechanismen sind nicht neu. Bisweilen war es das Fernsehen, das um Aufmerksamkeit buhlte, nunmehr sind es die digitalen Plattformen. Doch sind sie global, in Echtzeit, immer da und stets für wirklich jeden in greifbarer Nähe. Die ausdrückliche Warnung, dass diese Medien jedoch nachhaltig beeinflussen und hochgradig manipulieren, bleibt bis zum heutigen Tag aus.

Im Gegenteil sorgen die analogen Medien sogar dafür, dass den digitalen Mächten noch mehr Platz im Buhlen um die Gunst des Zuschauers eingeräumt wird. Es ist interessant zu beobachten, dass das Fernsehen, vor allem private Sender, mehr und mehr versuchen, junges Publikum zu gewinnen, indem sie sogenannte Influencer in ihre Formate holen. Vorher eher in Nischen unterwegs, erfreuen sich Influencer eines immer größeren Bekanntheitsgrads, heute Reichweite genannt. Somit bekommen sie, wie der Name schon sagt, noch mehr Einfluss und eine höhere Durchdringung innerhalb der Gesellschaft. Das Erschreckende dabei ist, dass sich die meisten von ihnen als Unterhalter verstehen. Demnach sind sie sich auch für wenig zu schade. Je vehementer und eindringlicher, gar provokativer oder geschmackloser ihre Inhalte sind, desto mehr Aufrufe ihrer Profile, Beiträge und Videos werden gezählt.

Influencer sind Meinungsführer, also Menschen mit einer hohen kommunikativen Kompetenz. Sie wissen sehr genau, auf welche Weise sie ihre Zielgruppe erreichen. Es handelt sich dabei um die Wahl des verbalen Ausdrucks sowie den dazu perfekt passenden Inhalt – und der sollte nach Möglichkeit immer so authentisch wie möglich sein. So sollte ein Influencer mit einem Format über das Kochen auch selbst kochen können. Eine Influencerin mit sogenanntem Mami-Content verbreitet bevorzugt Beiträge und Produktplatzierungen aus dem Bereich Baby, Familie und Haushalt. Und eine Fitnessbloggerin wird die meisten Klicks für Fotos und Videos aus dem Sportbereich bekommen.

Das wichtigste Mittel, um Reichweite zu generieren, ist Authentizität – was insofern beinahe schon ironisch anmutet, weil kaum ein Influencer jemals unbearbeiteten oder nicht inszenierten Content hochlädt. Besonders erfolgreiche Influencer beschäftigen sogar Profifotografen für die Fotos und Redakteure für die Texte. Das bleibt den Followern jedoch verborgen. Aus gutem Grund. Denn die Beiträge sollen ungeschönt, so wenig wie möglich überarbeitet und damit »echt« wirken. Der Hauptdarsteller erweckt den Eindruck von Nahbarkeit, wie der Junge oder das Mädchen von nebenan. Damit gelingt dem Influencer, eine dauerhafte Beziehung zum Publikum, seinen Followern, herzustellen. Medienpsychologisch spricht man hier von einer parasozialen Interaktion, in der reale Personen (die User) mit medial auftretenden Personen (den Influencern) kommunizieren. Das führt so weit, dass Influencer von Konsumierenden ihrer Channels als Freunde betrachtet werden. Während man in der Vergangenheit von einer bestimmten Musikgruppe, einem Künstler oder Schauspieler Fan war und nur in den seltensten Fällen wirkliche Nähe zu seinem Idol herstellen konnte, gaukeln die Influencer ihren Followern unentwegt eine persönliche Beziehung vor. Auch, indem sie geradezu verstörende Einblicke in ihr Privatleben oder ihren Alltag geben. Ja, das haben TV-Sternchen und Möchtegernprominente im Reality-Fernsehen schon vorher getan. Doch man darf nicht vergessen, dass zwischen Eva Hermanns medialer Darmspiegelung und dem Zuschauer immer noch eine Mattscheibe liegt – und ein Fernsehsender, der zumindest ansatzweise eine ethische Verantwortung gegenüber seinen Zuschauern erkennen lässt.

In den sozialen Medien gibt es niemanden, der das Programm zusammenstellt oder die ärgsten Inhalte rausfiltert. Niemand verbietet jungen Frauen, Fotografien von ihrer Thigh Gap, also einer möglichst großen Lücke zwischen den Oberschenkeln, zu posten und anderen Nutzerinnen damit zu suggerieren, wie schlank die Beine auszusehen haben. Insbesondere, weil die meisten dieser Bilder digital bearbeitet werden – und dennoch entfalten sie ihr schreckliches Potenzial, wenn sie auf die unsichere Persönlichkeit eines Heranwachsenden treffen.

Das wissen die jungen Frauen aber nicht, die zu mir in die Sprechstunde kommen und nach eben so einer Thigh Gap verlangen, weil das gerade »in« ist. Die wenigsten sind zufrieden, wenn ich ihnen sage, dass sie einfach ein bisschen mehr Sport machen oder akzeptieren sollen, dass die Natur jeden Körper anders gestaltet hat. Manche Frauen haben von Natur aus eine Lücke zwischen den Oberschenkeln, andere nicht, obwohl sie ebenfalls schlank sind. Sich deswegen unters Messer zu legen, weil ein Trend, der keine fünf Minuten andauern wird, gerade das neue Ideal darstellt, halte ich für problematisch.

Falsche Freunde: Wie Influencer ihren Followern Nähe vorgaukeln

Besonders heikel ist in meinen Augen nicht nur, dass es sich bei Influencern in den meisten Fällen um normalsterbliche Nichtskönner handelt, die sich über ihre Follower die Egobooster verschaffen. Wo sonst bekommt man so viel Aufmerksamkeit für relativ wenig Aufwand? Die sozialen Medien erschaffen ein vollkommen degeneriertes Schönheitsideal, das proklamiert: Je schöner du aussiehst, desto erfolgreicher bist du. Selbst wenn dein Erfolg auf Sand gebaut ist.

Noch viel schlimmer ist jedoch, dass die virtuelle Freundschaft nichts als Lug und Trug ist, da die Influencer vor allem Werbefiguren beziehungsweise Unternehmer sind. Das wird von den Empfängern jedoch kaum wahrgenommen. Das Idol wird inthronisiert und als absolut glaubwürdig rezipiert. Insofern ist alles, was das Vorbild darstellt und repräsentiert, aber eben auch nutzt und verwendet, gut für den Nutzer selbst.

Zwischen Authentizität und Advertising: Das gefährliche Spiel der Influencer

Als erfolgreichste Influencer im Bereich Beauty und Lifestyle sind in Deutschland Bianca Claßen ehemals Heinicke mit dem Kanal »BibisBeautyPalace«, Dagmara Kazakov mit ihrem Kanal »Dagi Bee« und Shirin David, aber auch internationale Stars wie Heidi Klum, Selena Gomez oder Rihanna zu nennen. Zählt man nur die Abonnenten auf Instagram aller sechs genannten Profile zusammen, kommt man auf über 300 Millionen Follower. Fast so viele Einwohner, wie die Vereinigten Staaten von Amerika haben. Einfluss, der auch seine Schattenseiten hat, denn Bianca Claßen zeigt beispielsweise sehr häufig in ihren Videos Produkte, für deren Werbung sie bezahlt wird oder die ihre eigenen sind, ohne dies als Werbung zu markieren – obwohl diese gemäß den für Werbung zuständigen Landesmedienanstalten als solche gekennzeichnet werden muss. Es handelt sich häufig um schwer erkennbare integrierte Werbung in Form von Empfehlungen. Für den Rezipierenden fühlt es sich so an, als ob Nutzung und Platzierung der Produkte ganz einfach und natürlich aus dem alltäglichen Leben des Influencers heraus entstehen. Wie das Marketing weiß, sind Empfehlungen und Mund-zu-Mund-Propaganda ja immer noch die sicherste Bank, um ein Produkt an den Käufer zu bekommen. Die sozialen Medien haben es perfektioniert, Werbeinhalte durch ihre Nutzer so darzustellen, dass man sie nur schwer als solche wahrnimmt. Das ist kein Zufall, auch kein Versehen, sondern eiskaltes Kalkül und unternehmerisches Geschick.

Irritierend dabei ist, dass ursächlich kein Bezug zwischen der Glaubhaftigkeit des Influencers und der Qualität eines Produkts herstellbar ist. Hierin steckt die Herausforderung. Denn noch nicht völlig urteilsfähige Medienkonsumierende sind leicht manipulierbar. Vor allem Teenager. Der Frontallappen, der reflektierte Entscheidungen ermöglicht und lapidar als das »Organ der Vernunft« und des intelligenten Abwägens bezeichnet werden kann, ist erst mit Anfang zwanzig ganz ausgebildet. Dies führt mitunter dazu, dass Kylie Jenner laut dem Wirtschaftsmagazin »Forbes« 2020 der bestverdienende Promi der Welt und dank ihrer Kosmetiklinie »Kylie Cosmetics« die jüngste Selfmademilliardärin überhaupt war. Mittlerweile wurde ihr der »Titel« wieder aberkannt, da einige Unstimmigkeiten in der Buchhaltung aufgetaucht sind – aber 900 000 Millionen Dollar Vermögen sind ja immer noch eine ganz beachtliche Leistung für eine 22-Jährige.

Dies alles trägt dazu bei, dass Teenager in meiner Sprechstunde erscheinen und aussehen wollen wie Justin Bieber, Selena Gomez oder ihr eigenes Selfie. Doch wie kann es dazu überhaupt kommen? Die schreckliche Abwärtsspirale beginnt damit, dass sich ein Mädchen bei Instagram anmeldet, um sich mit Freunden digital zu verbinden und ihren Idolen zu folgen. Sie nutzt das Medium zunächst passiv als Netzwerkplattform für den Austausch mit Gleichgesinnten. Im Lauf der Zeit verspürt sie das Bedürfnis, auch eigene Inhalte zu erstellen wie beispielsweise situative Selbstporträts, um den Alltag festzuhalten – genau wie ihre Idole dies tun und natürlich fast alle anderen, die das Medium nutzen. Im Folgenden resultiert aus den naiven Selfieversuchen eine Selbstdarstellung, befeuert aus der gefühlten Nähe zu den Influencern. Das Mädchen möchte aussehen wie sein Idol und lässt sich durch dieses inspirieren. Darüber hinaus sucht sie nach sozialer Anerkennung. Eine Außen- und somit Wechselwirkung mit den eigenen Followern tritt in Kraft. Aus einem Original, einem Unikat wird allmählich eine Kopie. Eine Kopie ihrer Idole und angepasstes Ebenbild ihrer Fans und Follower. Das Mädchen ist im ständigen Vergleich mit dem Außen. Sie betrachtet ihre eigenen Bilder mit höchster Sorgfalt und erkennt jedes vermeintlich störende Detail. Es folgt der Eingriff anhand von Apps, um die gefundenen Defizite zu optimieren, wenn auch zunächst digital. So entsteht das perfekte, imaginäre digitale Abbild ihres realen Selbst.

In der gleichen Art und Weise, wie sie ihre eigenen Bilder betrachtet, macht sie es zwangsläufig auch mit ihrem Körper. Er wird infolgedessen als distanziertes Objekt ebenfalls äußerst detailliert bewertet, was allzu oft sehr qualvoll sein kann. Das *Selbstinszenierung in ihrer schrecklichsten Absurdität* Mädchen wird zur erbarmungslosen Richterin seines Selbst. Wenn nicht bereits geschehen, fängt es exakt jetzt an, sich im eigenen Körper unwohl zu fühlen. Doch ermöglicht die Flucht ins Digitale für eine kurze Zeit zumindest, dieses Gefühl zu verdrängen. Die Optimierung gelingt und macht stolz, positive Bewertungen in Form von Likes folgen. Durch die Inszenierung auf sozialer Plattform erfährt das Mädchen in Echtzeit bestenfalls Anerkennung durch das System.

Aus dem System heraus wird unserer virtuellen Versuchsperson durch Influencer wie beispielsweise Dagi Bee mitgeteilt, wie sie ihr reales Ich digital optimieren kann. Die Aufbereitung der Frisur oder der Haare an sich, das Make-up, die Veränderung der Augenfarbe, die Vergrößerung der Augenpartie, das Auffüllen der Lippen, das Aufhellen der Zähne, die Verjüngung des Gesichts, die Verschlankung des Körpers und die Verlängerung der Beine sind nur eine kleine Auswahl der dargebotenen Möglichkeiten, die das Mädchen im Internet mit wenigen Klicks entdecken kann. Sie erfindet sich neu, wird die, die sie glaubt, sein zu müssen, um gemocht zu werden. Die Wahrnehmung der Realität verzerrt sich, denn die Barriere zwischen dem digital bearbeiteten Bild des eigenen Selbst und dem realen, tatsächlichen Selbst löst sich mit zunehmender Nutzung auf, sodass die Grenzen ineinander verschwimmen. Es wird ihr immer wichtiger, dem projizierten Ideal auch »in echt« zu entsprechen. Eine erschreckende Entwicklung.

Und wenig überraschend: Die Zahlen von Schönheitsoperationen sind seit der Jahrtausendwende im westlichen Teil der Welt um fast 140 Prozent gestiegen.

Bis vor etwa zehn Jahren suchten mich noch Menschen auf, die wie ihre Idole aussehen wollten, beispielsweise wie Brad Pitt oder Pamela Anderson. Der Impuls für diese Menschen kam von außen, vermittelt durch die klassischen Medien. Es war die Welt der Stars und Sternchen und der Drang, dazugehören zu wollen,

Wenn das gepimpte Selfie wesentlicher wird als das eigene Spiegelbild

der sie dazu brachte, sich ohne jeglichen medizinischen Grund unters Messer zu legen.

Heute kommt der Anreiz häufiger durch bearbeitete Bilder des eigenen Selbst, optimiert mit Filtern von Facetune, Instagram oder Snapchat. Diese Entwicklung stufe ich als sehr gefährlich ein. Mit der Nutzung von Social Media hat sich eine neue Form der Wahrnehmungsstörung, vor allem bei Frauen, entwickelt: die »Snapchat-Dysmorphobie«. Darunter versteht man kurz gesagt eine psychische Körperwahrnehmungsstörung, die durch die übermäßige Nutzung von Filter- und Bildbearbeitungsprogrammen hervorgerufen wird. Sie hat zur Folge, dass Menschen ihr eigenes Gesicht oder ihren Körper so lange digital bearbeiten und vermeintliche »Makel« auf Bildern korrigieren und ausradieren, dass sie den alltäglichen Blick in den Spiegel irgendwann nicht mehr ertragen. Im Frühstadium dieser psychischen Erkrankung gibt es meist nur ein oder zwei Defizite, die dem User unangenehm aufstoßen. Zum Beispiel die Nase, die auf Selfies immer so groß aussieht. Die wenigsten wissen schließlich, dass durch den Weitwinkeleffekt und geringen Abstand zwischen Smartphone und Gesicht die Nase auf Fotos bis zu 30 Prozent größer wirkt als in der Realität. Wie dem auch sei, der riesige Zinken nervt, andauernd muss man ihn wegretuschieren. Doch eines Tages manifestiert sich ein Gedanke im Kopf des Users: Was, wenn meine Nase von den anderen genauso wahrgenommen wird wie von mir auf dem Bild? Wie laufe ich eigentlich herum? Kann ich mich so überhaupt auf der Straße blicken lassen? Und plötzlich ist er da, der körperliche Makel, den es bis vor einiger Zeit noch gar nicht gegeben hat. Der Weg zum plastischen Chirurgen ist damit geebnet. Das ist der Grund, warum es immer mehr junge Menschen in meinen Sprechstunden gibt, die sich als hässlich oder entstellt bezeichnen, es in Wirklichkeit aber gar nicht sind. Dysmorphophobie, auch Entstellungssyndrom genannt, bezeichnet eine Störung der eigenen Körperwahrnehmung. Betroffene Patienten sollten sich demnach keinen ästhetischen Chirurgen, sondern einen Psychologen oder Verhaltenstherapeuten suchen. Bislang hat die Wissenschaft den Zusammenhang zwischen Filtern, die das eigene Foto verändern, und den beschriebenen Wahrnehmungsstörungen nicht eindeutig beweisen können. Doch ist dieses Phänomen so jung, dass es sicherlich einige Jahre brauchen wird, bis es ausreichend Studien dazu gibt. Eine Untersuchung im US-Fachblatt JAMA Facial Plastic Surgery aus dem Jahr 2019 deutet bereits eine Korrelation zwischen Snapchat und der Erkrankung Dysmorphophobie an und ich bin fest davon überzeugt, dass wir in der Zukunft noch mehr über dieses Phänomen hören und lesen werden. Ein gutes Geschäft für die Psychiater.

Digitales vs. Reales – Vom Abbild zum Ebenbild

Natürlich muss ich mir als ästhetischer Chirurg immer wieder die Frage gefallen lassen, warum ich so laut über die steigende Nachfrage nach Operationen schimpfe. Meiner Meinung nach stellt es jedoch einen Unterschied dar, ob ein Patient unter einem offensichtlichen Makel oder einer Verunstaltung leidet oder sich diese nur einbildet. Die Hemmschwelle, sich operieren zu lassen, schwindet fortwährend, handelt es sich doch vermeintlich nur um einen kleinen Eingriff hier und einen weiteren dort. Es bedarf jedoch mehrerer und tiefgreifenderer Eingriffe, um aus meiner physischen Basis das Optimum herauszuholen – mindestens genauso viel, wie aus einem x-beliebigen dunkelhaarigen Mädchen eine Kim Kardashian werden zu lassen. Beides ist nahezu unmöglich. Während Letzteres einigen sehr wenigen Menschen vorbehalten ist, die eben den Wunsch haben, ihrem Idol bis auf den kleinsten Leberfleck zu gleichen, verführt Ersteres zur Annahme, dass es so einfach sei, das »wahre Ich«, die »beste Version« des eigenen Selbst herauszuholen. Es ist eine durch Influencer vor- und selbstgelebte Schönheitslüge. Diese digitale Pseudochirurgie könnte nicht nur den Untergang für die ästhetische Chirurgie bedeuten. Sie wird unser ästhetisches Empfinden und unsere (Selbst-)Wahrnehmung grundlegend verändern, und das ganz sicher nicht nur zum Guten.

Deshalb empfinde ich mich heute mehr als Psychologe denn je zuvor. Ich muss mich immer öfter fragen, ob ich operiere oder besser doch nicht. Die Motivation meiner Kunden zu erforschen, ist durch die unbewusst wirkenden Mechanismen derart komplex geworden, dass ich mich zwangsläufig mit Themen wie den sozialen Medien auseinandersetzen muss – auch wenn ich wenig bis gar nichts von ihnen halte.

Als Person, die selbst nur selten in den sozialen Medien unterwegs ist, fragt man sich natürlich: Wenn Social Media so etwas in einem Menschen auslösen, warum sollte man seine Zeit dann überhaupt dort verbringen? Ist das nicht brandgefährlich? Doch, das ist es. Aber die sozialen Medien haben sehr gut verstanden, wie das menschliche Belohnungssystem funktioniert. Der Schlüssel ihres Erfolgs liegt tatsächlich im Glück und heißt auf jeder dieser Plattformen: Dopamin. Es ist das körpereigene Molekül im Gehirn für Freude, Lust, Motivation, aber auch Sucht.

Im Rausch der Glückshormone: Wie die sozialen Medien unser Gehirn manipulieren

Im Grunde ist das neurochemische Betriebssystem unseres Gehirns ein Relikt aus der Steinzeit. Es geht unserem System seit jeher darum, so effizient wie möglich das Überleben unseres Organismus bei geringstmöglichem Energieverbrauch (in Form von Kalorien) zu sichern. Das birgt jedoch das Risiko, dass der Mensch keinen Antrieb hat, um sich weiterzuentwickeln, sondern lieber auf der faulen Haut liegt. Um das zu verhindern, gibt es glücklicherweise – und das im wahrsten Sinne des Wortes – das Belohnungszentrum unseres Organismus. Es sitzt im Gehirn, genauer gesagt ist es ein Teil unseres mesolimbischen Systems. Darunter versteht man die anatomische und funktionelle Gesamtheit der Verbindung vom oberen Teil des Hirnstamms mit dem limbischen System. Die Nervenzellen werden durch Reize, Handlungen oder zugeführte Substanzen aktiviert und produzieren Neurotransmitter wie Endorphin, Serotonin und das bereits genannte Dopamin. Ohne das Belohnungszentrum gäbe es keinerlei Anreiz, den Hintern hochzukriegen und in Aktion zu treten. Es ist unser hauseigener Motivator. Fühlen wir uns gut, hat das Belohnungssystem demnach seine Arbeit verrichtet. Der Körper ist dem Geist gefolgt. Erst kommt es zur Wahrnehmung, anschließend zur Interpretation und schlussendlich reagiert unser Körper auf das verarbeitete Ergebnis.

Was hat das mit den sozialen Medien zu tun? Auf den ersten Blick relativ wenig, doch wenn man es genauer betrachtet, sehr viel. Wie gesagt, das Gehirn benötigt einen Reiz, um in eine Handlung zu kommen. Dabei ist es völlig irrelevant, ob der Reiz durch die eigene Vorstellungskraft oder die sich darbietende Realität erzeugt wird – also ob er aus unseren Gedanken oder von außen generiert wird. In beiden Fällen werden dieselben Regionen aktiviert.

Hinzu kommt die Tatsache, dass das Gehirn einen digitalen Beitrag, einen Film oder ein Foto nicht von der uns umgebenden Realität unterscheiden kann. Ob Fiktion oder Realität, die grauen Zellen interpretieren beides als gegeben und wahr (und genau darin liegt eine der Hauptursachen für die schon beschriebenen Wahrnehmungsstörungen). Wie man mittlerweile weiß, haben die Reize von außen und innen einen direkten Einfluss auf unser Wohlbefinden. Haben wir positive Gedanken und Eindrücke, schüttet unser Körper die Neurotransmitter Dopamin und Serotonin, das Hormon Oxytocin sowie Endorphine aus, die man populärwissenschaftlich als Glückshormone beschreibt. Wir fühlen uns gut.

Genau dieses Phänomen nutzen die Plattformen von Social Media. Instagram beispielsweise bedient letztendlich das menschliche Bedürfnis, sich einer Gruppe zugehörig zu fühlen. Dieser Trieb ist seit Jahrtausenden in uns verankert und soll unser Überleben sichern. Allein war es schwer, sich gegen Gefahren wie den Säbelzahntiger zu wappnen, in der Gruppe sah das schon ganz anders aus. Auch die Ausgrenzung aus der Höhle oder dem Stamm stellte für Menschen der Vorzeit ein lebensbedrohliches Problem dar.

Bis heute versuchen wir alles, um soziale Anerkennung zu ergattern und uns in einer Gruppe zu positionieren. Denn so alt die Mechanismen auch sind, sie funktionieren nach demselben Prinzip und in derselben Intensität. Unser Verhalten wird dabei durch den Dreiklang von Auslöser, Motiv und Fähigkeit definiert. Der Auslöser, den Instagram hierbei nutzt, ist die Angst, etwas verpassen zu können. Deswegen nehmen wir den Moment mit einem Selfie oder einem Foto auf, um ihn festzuhalten. Das Motiv entspringt der sozialen Anerkennung in Form von Likes. Durch den Like, also die Bestätigung, werden wir belohnt, was zu einer Dopaminausschüttung in Echtzeit führt. Mithilfe von Filtern wird die Fähigkeit tatsächlich zur Nebensache. Das übernimmt Instagram für den Nutzer.

Wir sind im ständigen sozialen Vergleich mit anderen und lernen beobachtend. Entweder imitieren wir andere, um der Gruppe zuzugehören, oder wir lehnen Verhalten ab, um die Meinung der Gruppe zu unterstützen und dadurch an ihr zu partizipieren. Bei Instagram sind es die Influencer, welche imitiert werden – und eben diese Vorbildrolle machen sich die Werbetreibenden zunutze. Das menschliche Gehirn ist dabei kaum in der Lage, zwischen natürlichem Inhalt und Werbeinhalt zu unterscheiden. Es führt so weit, dass Werbung, die im Feed zwischen Posts unserer Freunde geschaltet ist, als vertrauensvoller Inhalt durch unser Gehirn verarbeitet wird. Diese Vermischung macht Instagram ausgesprochen attraktiv für Werbung.

Bei Snapchat dreht sich ebenfalls alles um die Ausschüttung von Dopamin. Doch die Art und Weise ist anders als bei Instagram. Es ist zwar möglich, Fotos und Videos online zu stellen, doch sind diese maximal für 24 Stunden sichtbar – und zwar ohne dass eine Bewertung des Bildes durch andere User möglich ist. Es wirken zwei andere Effekte, die für die Dopaminausschüttung sorgen. Den ersten kennt die Psychologie als den »Ikea-Effekt«. Ähnlich der intrinsischen Belohnung, die das Gehirn ausschüttet, wenn wir ein Möbelstück nach Fleiß und Tränen endlich aufgestellt haben, verhält es sich mit einem Foto, das mit Filtern bearbeitet und schließlich gepostet wurde. Dopamin ist die Belohnung, die der hauseigene Drogendealer umgehend zur Verfügung stellt, was für ein glückseliges Gefühl in uns sorgt. Der zweite Effekt ist eine Folge des sogenannten Snapstreak: Der Nutzer schickt einem Kontakt ein Foto. Der Rezipient des Fotos fühlt sich gezwungen, ihm eine Antwort in Form eines eigenen Fotos oder Videos zukommen zu lassen, ähnlich dem Effekt bei Geschenken. In Snapchat wird die Konversation mit einem Flammenicon gekennzeichnet. Es wird sogar die Anzahl der aufeinanderfolgenden Tage aufgeführt, die der Nutzer mit seinem Kontakt kommuniziert hat. Wird dieser

Austausch um mehr als 24 Stunden unterbrochen, verschwindet das Icon und man muss von vorn beginnen. Hier wird mit dem Prinzip der Verlustaversion gespielt, indem der Nutzer dazu angehalten wird, alles zu tun, um den Status aufrechtzuerhalten. Steigt die Zahl vor der Flamme jedoch von Tag zu Tag, wird das Belohnungssystem des Gehirns immer und immer wieder aktiv, was zur Folge hat, dass Dopamin ausgeschüttet wird. Über eigene Kanäle, geschaltete Werbung und Sponsoring von Filtern wird Werbung durch Werbetreibende auf Snapchat platziert. So tappt der Nutzer in die Konsumfalle – auch wenn er eigentlich nur damit beschäftigt war, die Flamme am Leben zu halten.

Ebenso geschieht es auf YouTube. Der User geht online und sucht im Fenster ein ganz bestimmtes Video, das er sich anschauen möchte. Im Hintergrund läuft ein auf Empfehlung spezialisierter Algorithmus, der durch Deep Learning, eine Methode des maschinellen Lernens, dem Nutzer noch weitere für ihn interessante Videos anbietet, die bereits angezeigt werden, wenn das eigentlich anvisierte Video noch gar nicht ganz zu Ende ist. Der Algorithmus umschmeichelt somit das Ego des Anwenders, dabei geht er subtil und konservativ vor. Kaum spürbar, und doch ist der Nutzer bereits im Hamsterrad des Zeigarnik-Effekts gefangen. Dieser Effekt beschreibt das Phänomen, dass es dem menschlichen Gehirn wichtig ist, eine begonnene Aufgabe zu erledigen, um sie vor allen Dingen vergessen zu können. Unerledigte Aufgaben behält der Mensch nämlich länger im Gedächtnis als erledigte – ein Grund, warum wir auf Cliffhanger am Ende eines Buchkapitels oder einer Folge unserer Lieblingsserie sofort anspringen und mehr haben wollen. Ist die Aufgabe, ergo das letzte Video, irgendwann endlich »erledigt«, erhält der User seinen gesuchten Dopaminkick – doch da geht schon das nächste Video los… Da den wenigsten Usern dieser Effekt bekannt ist und ständig neue, dem Thema zugehörige und weiterführende Videos vorgeschlagen werden, verwandelt sich ein kurzer Klick leicht in mehrere Stunden auf der Plattform. Der Mensch verliert sich in den Videos, welche zudem, wenn kein zahlungspflichtiges Abonnement gebucht wurde, auch noch mit ordentlich Werbung garniert werden.

Jeder, der schon einmal viel länger, als er eigentlich wollte, auf einer sozialen Plattform oder vielen Newsseiten im Internet geblieben ist, wird wissen, wovon ich rede: Der Content ist oft austauschbar, irrelevant oder wiederholend. Das einzige Ziel, das die sozialen Medien heute verfolgen, ist, die Aufmerksamkeit des Users so lange wie möglich auf der Plattform zu bannen, um ihm möglichst viel auf seine Bedürfnisse zugeschnittene Werbung anzubieten. Das Fernsehen macht es ähnlich, allerdings sind Fernsehsender dazu verpflichtet, einen Werbeblock klar und unmissverständlich zu kennzeichnen. Im Internet muss man oft zwei-, wenn nicht mehrmals hinschauen, um Reklame von redaktionellen Inhalten, Profit von Privatem und Echtes von Erfundenem zu unterscheiden.

Neben den amerikanischen GAFAM-Mächten, die so etwas wie die Könige der sozialen Medien und des Markts eben dieser Medien sind, gibt es die BAT-Gruppe (Baidu, Alibaba und Tencent), das chinesische Pendant. Auf diesem Markt gibt es beispielsweise die App Tiktok, die Stück für Stück in die westliche Welt vordringt. Dabei handelt es sich um ein chinesisches Videoportal für die Lippensynchronisation von Musikvideos und anderen kurzen Videoclips. Ja, Sie haben richtig gelesen: Menschen synchronisieren Tonspuren aus Filmsequenzen, Musikstücke oder Geräusche und filmen sich dabei, manche tanzen sogar. Die Videos stellen sie ihren Followern zur Verfügung, um positive Bewertungen abzugreifen.

Auch wenn sich Tiktok noch verrückter anhört als Snapchat und Konsorten: Die Wirkungsweise ist dieselbe wie bei allen anderen sozialen Medien auch: Selbstinszenierung für Neurotransmitterdroge.

Es ist wenig erstaunlich, dass gerade in China der Markt der Schönheitsindustrie boomt. Aufgrund der rasanten Entwicklung des Landes und seiner Gesellschaftsstruktur rückt auch hier der Fokus immer mehr auf das Aussehen. Da vor allem internationale Beziehungen wichtiger werden, denn China ist wahrhaftig ein Global Player, wird auch die Anpassung der Optik ein immer wichtigerer Faktor – vor allem die Anpassung an die westliche Welt.

Und genau da fangen die Probleme an. Denn Chinesen besitzen kein Nasenbein, weshalb ihre Nasen von Natur aus gar nicht westlich aussehen können. Als Nasenspezialist habe ich eine besondere Leidenschaft und eine große Neugier, mich diesem Interesse der chinesischen Bevölkerung an europäischen Nasen anzunehmen. In der Bodenseeklinik haben wir in den letzten Jahren eine Technik entwickelt, die chinesische Nase in einem sehr kurzen Eingriff zu »europäisieren«.

Diesen sogenannten »Mang'schen Nasenspan« habe ich in der Bestway Clinic in Shanghai vorgestellt und operiert. Diese faszinierende Stadt allein ist ein Milliardenmarkt in Sachen Schönheit. Wäre ich heute noch mal 40, würde ich dort eine chinesische Version der Bodenseeklinik bauen. Neben der Nase sind die Augenlider und die weiblichen Brüste am meisten gefragt. Neue Standards werden gesetzt, um besser in der Gesellschaft, bei potenziellen Partnern und bei Arbeitgebern anzukommen. Die Bemühungen sind demnach mehr nach außen als nach innen, zum eigenen Wohlbefinden hin, gerichtet. Auch hier greifen die Mechanismen der sozialen Medien, die in Echtzeit nahezu jedem die Möglichkeit bieten, sich inspirieren, aber auch unbewusst manipulieren zu lassen. Das subtile Spiel der Algorithmen ist überall, kennt keine Kulturkreise und keine Sprachbarrieren, manchmal nicht einmal die Grenzen des guten Geschmacks.

Zusammenfassend möchte ich an Sie als Leser appellieren, sich bewusst im Internet und den sozialen Medien zu bewegen und nichts als gegeben und wahr hinzunehmen. Vor allem aber will ich Sie warnen: Schützen Sie diejenigen, die sich nicht selbst schützen können. In einer sehr erstaunlichen wie aufklärenden Dokumentation auf Netflix wurden vor einigen Monaten ein paar der Gründer und Mitentwickler sozialer Plattformen interviewt, die heute allesamt nicht mehr in der Branche arbeiten oder sich aus der Szene vollständig zurückgezogen haben. Sie alle sind der Meinung, dass Zuckerberg und Co. mit den sozialen Medien ein Monster erschufen, das sie schon lange nicht mehr unter Kontrolle haben. Auf die Frage des Interviewers, ob sie ihre Kinder die Plattformen nutzen ließen, an deren Schöpfung sie maßgeblich selbst mitgewirkt, ja sie teilweise sogar erfunden hatten, sagten sie einhellig: »Nein. Nicht, bevor meine Kinder volljährig sind.« Sollte uns das nicht zu denken geben? Ja, das sollte es. Vor dem 16. Lebensjahr sollte der Zugang zum Internet verwehrt sein, auch wenn das jetzt etwas realitätsfern klingen mag.

Ich möchte nicht wie ein zukunftsverweigernder Dinosaurier wirken, der den Anschluss an die Gegenwart verpasst hat oder zu träge ist, sich mit neuen Medien auseinanderzusetzen. Es gibt zahllose, sehr interessante Möglichkeiten durch das Internet und unser Leben ist in vielen Bereichen erheblich einfacher geworden. Aber wie beschrieben wirken an diesen Orten so viele Kräfte und Mächte, die vermeintlich Banales ad absurdum führen, nur um am Ende exakt eines zu tun: uns zu manipulieren, um Geld zu verdienen. Wo Licht ist, ist auch Schatten. Es ist und bleibt das Buhlen um die Aufmerksamkeit, das den Menschen in die Irre führt. Nutzen Sie das Internet und seine Plattformen mit Bedacht und in vollem Bewusstsein um die Beeinflussungen, die dort auf Sie warten und Ihnen schmeicheln werden!

Merken Sie sich eines: Wenn ein Produkt oder Dienst nichts kostet, dann sind *Sie* das Produkt – weil Sie mit Ihren persönlichen Daten und in letzter Konsequenz auch mit Ihrem eigenen Wohlbefinden bezahlen.

Frankenstein und Co. –
Neid und Missgunst regieren die
Welt der plastischen Chirurgie

Im Internet finden Sie nicht den richtigen Arzt. Hier wird oft
gelogen und betrogen. Nur das persönliche Gespräch
mit dem Arzt schafft Vertrauen.

Es ist erschreckend, wie tief die Auswirkungen sind, die digitale Plattformen mit sich bringen, doch auch in realen zwischenmenschlichen Beziehungen gibt es Abgründe, die ihresgleichen suchen.

Seit vielen Jahren leiste ich Pionierarbeit auf dem Gebiet der ästhetischen Chirurgie. Ich habe 1984 die Faltenunterspritzung mit Collagen in Deutschland eingeführt. Heute ist dies ein Milliardenmarkt. Als ich vor 30 Jahren den Filmball besuchte, wollte mir niemand die Hand geben, um sich nicht als einer meiner Patienten zu outen. Heute ist das kein Tabuthema mehr, obgleich die meisten heutigen Prominenten auch nicht zu ihren Schönheitsbehandlungen stehen. Sollte ich mich selbst einmal behandeln lassen, dann stehe ich auch dazu. Heute ist es im Grund genommen Mainstream und nichts Besonderes mehr. Ich bin auf jeden stolz, der Erfolg hat. Die einen Ärzte hassen mich, die anderen verehren mich. Ich weiß zwar nicht, warum, doch Frau Merkel lieben auch nicht alle. 50 Prozent sind schon ganz in Ordnung. Ich gebe mein Wissen nach wie vor an junge Kollegen weiter und meine Lehrbücher sind inzwischen weltweit verfügbar und anerkannt.

Mein internationales Renommee, das von Europa über Amerika bis nach Russland und China reicht, birgt viel Potenzial für

Neid und Anfeindungen. Und es bringt derart viele hasserfüllte Neider zum Vorschein, dass mir manchmal angst und bange um die Vernunft und den Anstand des Menschen wird. Die Ausmaße sind so gewaltig, dass ich mich nach reiflicher Überlegung dazu entschieden habe, ein besonders unmenschliches Exemplar des Neiders aufzudecken. Lange habe ich geschwiegen, kämpfte immer um einen kollegialen Umgang und ein Miteinander auf Augenhöhe. Doch ist es an der Zeit, dass auch ich meinem Unmut Raum gebe, denn es nützt am Ende nichts, all die Verleumdungen und Beleidigungen, die ich bislang leider erfahren musste, unkommentiert zu lassen. Die Anfeindungen, die Missgunst, der Neid und die teilweise daraus resultierende mediale Hetze haben mich schon sehr belastet, doch irgendwann ist Schluss damit – und zwar jetzt.

Ein älterer Kollege aus München ist der Prototyp für den engstirnigen und vom Neid zerfressenen plastischen Chirurgen und eine schlechte Version seiner selbst. Weshalb ich das behaupte? Er hat immer wieder versucht, mir zu schaden. Es begann während unserer gemeinsamen Zeit in den frühen 1980ern. Wir waren beide Oberärzte am Klinikum rechts der Isar der Technischen Universität München. Er in der Abteilung für Plastische Chirurgie, ich an der HNO-Klinik. Zusammen mit seiner damaligen Vorgesetzten bemühte er sich, meine Habilitation zu blockieren, und stellte es so hin, als dass ich noch zu jung für diesen Karriereschritt sei. Irrwitzig, denn ich hatte bereits mit 24 mein Studium mit Prädikat abgeschlossen, war promoviert und verfügte über mehrjährige Berufserfahrung inklusive der Anerkennung zum Facharzt für Hals-Nasen-Ohrenheilkunde mit der Spezialisierung auf das Gebiet »plastische Operationen«. Außerdem baute ich bereits seit vielen Jahren am Klinikum rechts der Isar als Oberarzt im Auftrag meines damaligen Chefs Prof. Dr. Werner Schwab die Abteilung für Plastische und Rekonstruktive Gesichtschirurgie der renommierten HNO-Klinik auf. Parallel dazu führte ich zusammen mit dem damals schon berühmten plastischen Chirurgen Professor Claus Walter (1927–2016) Brustoperationen durch. Mein Chef Prof. Schwab förderte mich, sodass ich bereits mit 38 Jahren einer der jüngsten Professoren auf diesem Gebiet war. Das bedeutet gleichzeitig enormen Fleiß, mindestens zwölf Stunden Arbeit am Tag, keine freien Wochenenden, viel Forschung und unermüdliches wissenschaftliches Arbeiten. »Von nichts kommt nichts«, pflegte mein Vater immer zu sagen, der mächtig stolz auf mich war.

Fehlende Erfahrung und eine mangelnde Ausbildung konnte man mir weder vorwerfen noch nachweisen und mein Alter war nun wirklich kein Grund, mir die Habilitation zu verweigern. So fadenscheinig die Argumentation, so zweifelhaft das Wesen des Klägers. Weshalb sollte ich mich auch aufhalten lassen? Ich bin ein ehrgeiziger, disziplinierter und fokussierter Mensch, der seine Ziele verfolgt und durch Leistung umsetzt. Seit jeher ist es auch der sportliche Gedanke, der mich begleitet und antreibt. So kam es zu Beginn meiner Zeit am Klinikum rechts der Isar, an dem der Sport hoch angesiedelt war, zu einer Begegnung mit dem besagten Oberarztkollegen aus der Abteilung für Plastische Chirurgie auf dem Tennisplatz im Halbfinale der Meisterschaften des Klinikums. Ich fegte ihn in zwei Sätzen 6:0, 6:0 kurzerhand vom Platz. Zu diesem Zeitpunkt muss ich wohl den Funken seines flammenden Hasses auf mich entzündet haben. Er verhinderte, wie bei so vielen anderen Dingen auch, meine Aufnahme in die Vereinigung der Plastischen Chirurgen, was bei vielen jungen und erfahrenen Ärzten auf Unverständnis stieß. Immerhin fand der ehemalige Kollege später wenigstens Erfüllung in einem kleinen Häuschen im Münchner Osten mit seiner zweiten Frau und dem Glück, in hohem Alter noch einmal Vater zu werden.

Im Nachhinein wäre es doch sehr schön gewesen, dem olympischen Gedanken zu folgen und anstelle der kollegialen Verachtung eine ewig lodernde Flamme des friedlichen und freudvollen Miteinanders zu entzünden, da ja auch wirklich Sport und Wettbewerb im Vordergrund standen. An einer Niederlage ist doch absolut nichts Verwerfliches. Auch ich habe bereits Misserfolge kassiert, doch aus ihnen bin ich immer stärker hervorgegangen. Wer verliert schon gern? Doch ist es selten für mich ein Verlust, sondern Ansporn, besser zu werden. Das hat sich bis heute nicht geändert. Es gibt gewiss Disziplinen, in denen gerade wir Ärzte bestenfalls wenig bis gar keine Fehler machen sollten. Die Behandlung von Patientinnen und Patienten ist mit größtmöglicher Sorgfalt und Disziplin zu handhaben.

In den 1980ern führte der betagte Kollege aus der Abteilung für Plastische Chirurgie Turmschädeloperationen, genauer gesagt Umstellungsosteotomien am Schädel durch. Eines Nachts nach einer seiner Operationen wurde ich in die Klinik zu einem Notfall gerufen. Der Patient hatte eine unstillbare Blutung im Bereich der Arteria maxillaris aus der OP davongetragen, die ich sofort operieren musste. Hätte ich in dieser Nacht die Halsschlagader nicht notfallmäßig unterbunden und damit versorgt, wäre der Patient wahrscheinlich verblutet. Ich kann mich noch sehr gut an den Fall erinnern, obwohl er schon fast 40 Jahre zurückliegt. Anfang 1981 machte der Kollege sogar Schlagzeilen, als er einer Schauspielerin Aknenarben abschliff, die danach wucherten und neue Narben bildeten. Die Frau war entstellt. Fehler können jedem passieren, aber »wer im Glashaus sitzt, sollte nicht mit Steinen werfen«.

Wie bereits erwähnt, gründete ich 1987 die Deutsche Gesellschaft für Ästhetische Chirurgie und war in Europa einer der ersten Ärzte, die die sogenannte ästhetische Gesichtschirurgie professionell praktizierten und publizierten. Dass ich zudem Götz George an der Nase und Ingrid Steeger im Bereich Facelifting einigermaßen öffentlichkeitswirksam behandelte, sorgte für meinen großen Bekanntheitsgrad in Deutschland. Dieser war Wasser auf den neidvollen Mühlen des besagten älteren Kollegen. Es führte so weit, dass meine Aufnahme in die Vereinigung der Deutschen Ästhetisch-Plastischen Chirurgen durch seine Intervention verhindert wurde. Meine Fangemeinde wurde dennoch größer und auch unter Kolleginnen und Kollegen wurde ich als Mentor in der ästhetischen Chirurgie wahrgenommen. Durch die Bodenseeklinik erhielt ich zudem globale Bestä-   *Erfolg ist die beste Rache* tigung. Dass es etwas Derartiges weltweit noch nicht gab und ich damit einhergehend sehr erfolgreich wurde und Reichtum erlangte, den zu erträumen ich nie gewagt hatte, gefiel verständlicherweise nicht jedem.

Gleichzeitig gelang es dem genannten älteren Kollegen nicht im Ansatz, den Erfolg zu erlangen, zu dem ich es gebracht habe. Dabei folgte ich stets einfach meiner Leidenschaft, meiner Intuition und meinem Leben. In meinen Augen ist der Argwohn, den mir der Kollege entgegenbrachte, armselig und steht stellvertretend leider auch für andere Vertreter dieses Fachgebiets. Doch strecke ich immer jedem die Hand aus. Hass und Neid bringen niemanden auch nur einen Millimeter voran. Dieser Weg ist aussichtslos und führt immer ins Abseits.

Mein eigener Weg ist gewiss nicht linear und ausnahmslos nach oben gegangen. Er verläuft eher im Zickzack. Mal geht er nach unten, mal nach oben, manche Disziplinen liegen mir mehr, andere weniger. Daher lebe ich wie ein Zehnkämpfer, treibe Sport, ernähre mich gesund, bleibe fit und halte es wie Bernie Ecclestone, indem ich sage, dass man mich schon aus dem OP raustragen muss, so wie ihn mit über 80 von der Formel-1-Rennstrecke.

Leider ist der besagte ältere Kollege aus der damaligen Abteilung für Plastische Chirurgie nicht der Einzige, der mir meinen Erfolg nicht gönnt. Es gibt viele Neider unter den Kolleginnen und Kollegen. Exemplarisch erwähne ich aber zwei, die mir besonders in Erinnerung geblieben sind. Beide sind von mir als Präsident der Deutschen Gesellschaft für Ästhetische Chirurgie, die ich 1987 in Lech am Arlberg gegründet habe, gefördert worden. Es handelt sich hierbei um einen Mund-Kiefer-Gesichtschirurgen und Zahnarzt aus Krefeld und einen Hautarzt aus Darmstadt, der viele Fettabsaugungen vornimmt. Ich habe Dutzende Ärzte ausgebildet, promoviert und gefördert, doch ist Undank der Welten Lohn, wenn man prominent ist. Obwohl ich beruflich und privat ein sehr glücklicher Mensch war und bin, ließen diese werten Herren wenig aus, gar unversucht, negative Äußerungen über mich zu treffen. Dabei haben sie somit lediglich versucht, durch ihre Diffamierungen in meine Richtung selbst besser dazustehen und sich groß und wichtig zu machen. Eine so bezeichnete Karriere vom Tellerwäscher zum Millionär ist gewiss mit Höhen und Tiefen verbunden, doch überschreitet manches und manch einer wahrhaftig Grenzen – des guten Geschmacks, aber auch der Moral.

Wie viele Patienten meiner Kollegen ich nachoperieren durfte, da Komplikationen auftraten oder die Patienten nicht zufrieden waren, vermag ich heute nicht mehr zu sagen. Irgendwann habe ich aufgehört zu zählen. Doch von vielen dieser sogenannten Schönheitschirurgen kamen Patientinnen und Patienten zu mir und wurden letztendlich durch mich korrigiert. Bin ich unfehlbar? Nein, das sicher nicht. Begehe ich Fehler? Bestimmt ist das bei mir auch schon vorgekommen. Seit über 30 Jahren biete ich eine solide ästhetisch-plastische Chirurgie in über 30 000 Operationen, ohne dass jemals ein bleibender oder irreparabler Schaden entstanden ist. Aber natürlich sind nicht alle zufrieden und haben dann andere Ärzte aufgesucht.

Dennoch habe ich manchmal das Gefühl, als ob ich mich dafür entschuldigen müsste, bereits vor der Etablierung des Facharztes für Plastische Chirurgie 1992 in dieser Fachdisziplin operiert zu haben. Die Bodenseeklinik hat schon zwei Jahre vorher ihre Tore geöffnet, schließlich hatte ich in meiner Spezialisierung für plastische Chirurgie in der Ausbildung zum Facharzt für HNO die entsprechenden Voraussetzungen dafür geschaffen. Man sehe es mir bitte nach, dass ich etwas schneller bin als andere. Erst 2005 zollte man der Ästhetik im Facharzt für Plastische Chirurgie Tribut, indem die Ausbildung um den Facharzt für Plastische und Ästhetische Chirurgie erweitert wurde. Aktuell soll er zum Facharzt für Plastische, Rekonstruktive und Ästhetische Chirurgie erweitert werden, womit auch die Bedeutung der Rekonstruktion in diesem Fachbereich gewürdigt wird. Alles dauert seine Zeit, doch so lange konnte und wollte ich nicht warten.

Allen Modernisierungsmaßnahmen zum Trotz komme ich nicht umhin, die Ausbildungsinhalte anzuprangern. Die Ausbildung zum Facharzt für Plastische und Ästhetische Chirurgie bedarf, fernab von ihrer Bezeichnung, einer dringenden Revision. Schaut man sich an, wie viele Eingriffe und Behandlungen die Weiterbildung zum Facharzt für Hals-Nasen-Ohrenheilkunde das Muster-Logbuch der Bundesärztekammer vorsieht, liegt die Richtzahl insgesamt bei 2165 Einheiten. Im Vergleich dazu verlangt der Weiterbildungskatalog zum Facharzt für Plastische und Ästhetische Chirurgie gerade einmal 1045 Eingriffe und Behandlungen, was etwas weniger als die Hälfte der Einheiten zum HNO-Facharzt entspricht. Das halte ich für einen völlig falschen Ansatz. Gerade die Disziplin, die weitaus häufiger zu einem chirurgischen Eingriff tendiert, wird mit der Hälfte der Übungseinheiten angesetzt? Das ist sehr schwer nachzuvollziehen – und den Patienten nicht zu erklären. Besonders unglücklich ist die Entwicklung auch, da ich in den wiederkehrenden Bewerbungsgesprächen mit jungen Fachärzten für Plastische und Ästhetische Chirurgie immer wieder feststellen muss, dass die jungen »Fachärzte« nicht eine einzige ästhetische Operation selbstständig durchgeführt haben. So werden sie auf die Welt losgelassen! Das ist nicht nur unverständlich, das ist sogar gefährlich. Es gründet darauf, dass mit ästhetischer Chirurgie schnell viel Geld zu verdienen ist, was bei Verbrennungen, Hand- und Unfallchirurgie nicht der Fall ist. Es gibt in Deutschland so gut wie keine Ausbildungsstellen für ästhetische Chirurgie. Das muss sich ändern und verbessern, und zwar im Sinne der Qualitätssicherung und zum Wohle des Patienten.

Da sich Ergebnisse unserer Disziplin stark im Äußeren zeigen, ist mit der Verknappung der Operationseinheiten meines Erachtens der falsche Weg eingeschlagen worden. Meine Anregung ist, dass die Landesärztekammern die Weiterbildung zum Facharzt für Ästhetische Chirurgie um weitere zwei Jahre verlängern, um operative Fertigkeiten auf dem Gebiet der ästhetischen Chirurgie zu verleihen und zu vertiefen.

Eine Gefahr für Leib und Leben: Wenn schlecht ausgebildete Ärzte auf Patienten losgelassen werden

Leider sorgt dieses bestehende System dafür, dass es eine Menge schlecht ausgebildeter Fachärzte gibt, die ab sofort jede plastische und ästhetische Operation durchführen dürfen, die sie oder ihre Patienten wollen – unabhängig von ihrem Erfahrungsschatz. Meine Empfehlung an die Ärztekammer im Interesse einer guten Patientenversorgung: Fünf Jahre Facharztweiterbildung in plastischer und Wiederherstellungschirurgie, nach dem Facharzt dann zwei Jahre rein ästhetische Chirurgie mit eigenem Operations- und Behandlungskatalog, der selbstständig unter Aufsicht durchgeführt werden muss. Seit Jahren kämpfe ich für diese Zusatzbezeichnung und Ausbildung. Es kann doch wohl nicht angehen, dass ein junger Facharzt, der noch nicht eine einzige ästhetische Operation während seiner Ausbildung selbst durchgeführt hat, ans Messer gelassen wird. Doch genau so ist es aber zurzeit. Das berichten mir die sich an meiner Klinik bewerbenden jungen Fachärzte für Plastische Chirurgie immer wieder. Es darf nicht vergessen werden, dass plastische und ästhetische Chirurgie hauptsächlich medizinische Hintergründe haben. In der Bodenseeklinik etwa haben etwa zwei Drittel aller durchgeführten plastischen Behandlungen eine medizinische Indikation. Doch auch die reinen Schönheitsbehandlungen und schönheitschirurgischen Eingriffe wie Mini-Liposuktionen, Behandlungen mit Botox oder Hyaluronsäure, Laserbehandlungen, Fadenlift, Biolift, Minilift,

Haartransplantationen oder dergleichen müssen eigens erlernt werden. Das wird in der Facharztausbildung nicht gelehrt.

Eine sinnvolle Weiterbildung, wie wir sie an der Bodenseeklinik praktizieren, sieht so aus: Im ersten Jahr ist die Gesichtschirurgie dran, im zweiten Jahr folgen dann die gesamte Brustchirurgie und der Bauchbereich. Heute würde natürlich auch ich die Ausbildung für plastische und rekonstruktive Chirurgie durchlaufen und nach fünf Jahren die ästhetische Chirurgie erlernen, mich jedoch dann, wie ich es früher bereits getan habe, auf eigene Faust zwei Jahre weiterbilden. Dazu gehörten viele Lernreisen nach Brasilien und Amerika.

Die Königsdisziplin ist die Gesichtschirurgie. Aufgrund meines Facharztes für HNO/plastische Operationen habe ich hierbei einen enormen Vorteil.

Ein kürzlich bei uns vorstellig gewordener Facharzt für Plastische und Ästhetische Chirurgie berichtete, dass er seinem Oberarzt während der Ausbildung doch tatsächlich bisweilen assistiert, jedoch nicht ein einziges Mal selbst eine Operation durchgeführt habe. Das geht so nicht. Das ist nicht akzeptabel. Es ist eindeutig Angelegenheit der Landesärztekammern, denn Bildung liegt in der Kulturhoheit des jeweiligen Bundeslandes. Im Logbuch der Weiterbildung zum Facharzt für Plastische und Ästhetische Chirurgie des Freistaats Bayern ist die Richtzahl mit 660 Einheiten festgesetzt. Zur Erinnerung: Im Muster-Logbuch der Bundesärztekammer waren es immerhin noch 1045 Einheiten! Sind diese Richtzahlen also nur als Vorschlag zu verstehen? Allem Anschein nach wird die Ausbildungstiefe auf Landesebene gestutzt. Aber wo in dieser Betrachtung finden die potenzielle Patientin und der mögliche Patient von morgen Beachtung? Ich kann es Ihnen nicht beantworten. Genau deswegen sind es die Patienten, die aufgrund unseres Systems auf der Strecke bleiben. In meinen Augen ist die Facharztausbildung in Deutschland viel zu kurz gedacht, da-

Höher, schneller, weiter:
Eine Branche zerstört sich selbst

her schreibe ich diese Zeilen. Es ist der Grundgedanke meines Buchs, Ihnen die derzeitigen Abgründe der Schönheitschirurgie aufzuzeigen. Gleichzeitig möchte ich Kolleginnen und Kollegen, aber auch Institutionen dazu anregen, eine fundiertere Ausbildung zu etablieren und ein wertschätzendes Miteinander zu pflegen, auch und vor allem im fairen Wettbewerb.

Es genügt mir aber nicht, die Facharztausbildung an den Pranger zu stellen und auf die Missstände hinzuweisen. Ich plädiere sogar dafür, noch früher im Werdegang einer Medizinerin oder eines Mediziners massive Veränderungen durchzusetzen. Die Dominanz des Numerus clausus (NC) im Fachbereich Medizin ist viel zu stark ausgeprägt. Wer gut lernen kann, muss noch lange kein guter Arzt werden. Der Notendurchschnitt der Allgemeinen Hochschulreife sagt rein gar nichts über die Fähigkeiten als späterer Mediziner aus, insbesondere im Bereich der Chirurgie, die ja seit jeher vor allem ein Handwerk ist. Doch das mehr als überholte, vielmehr abgehängte deutsche Bildungssystem und die mangelhafte Ausbildung an Universität und in den Kliniken machen aus Einserschülern Ärzte, die handwerklich meist unbegabt sind. Wer sehr gut auswendig und anwendungsorientiert lernt, hat die besten Chancen, einen Studienplatz für Medizin zu erhalten. Transferleistung, kausales Denken und handwerkliches Geschick sind dabei minimal bis gar nicht gefragt. Das gilt es umzukehren. Denn am Ende sind es die Patienten, die, im wahrsten Sinne des Wortes, liegen gelassen werden. Gute Chirurgen sterben aus bei diesem Zulassungsverfahren. Ein NC von 1,0 für das Medizinstudium ist absurd und ein Horrorszenario à la Frankenstein. Wenn es so bleibt, dann kann ich nur sagen: »Gute Nacht, Chirurgie!« Wer wegen des sozialen Status Medizin studiert, aber kein Blut sehen kann, ist einfach falsch in diesem Studiengang.

Eine erste Reformation zeichnet sich dankenswerterweise ab. Seit diesem Jahr rückt ein grundlegender Einstellungstest an den Universitäten mehr in den Vordergrund, was ich begrüße – doch die Vorherrschaft des NC ist immer noch ungebrochen.

Wenigstens sind die Hochschulen mittlerweile verpflichtet, mindestens zwei Kriterien zur Auswahl der Studierenden vorzuweisen. Es deutet sich an, dass diese zwei Kriterien der NC und ein Einstellungstest sein werden. Von welcher Natur dieser Test sein wird, steht nicht fest. Wir dürfen also gespannt sein.

Mir fehlt jedoch bereits in diesem Stadium der Bewerbung auf einen Studienplatz der Human-, Tier- oder Zahnmedizin der Erfahrungshorizont der meisten Bewerbenden. Ein Ansatz wäre beispielsweise, ein Jahr im Krankenpflegedienst oder dergleichen obligatorisch für die Bewerbung zu machen, direkt nach dem Abitur. Anschließend gäbe es den Einstellungstest und ein persönliches Eignungsgespräch mit Professoren. Das kostet Zeit, das ist mir klar, doch so bekämen wir in Deutschland auch wieder bessere Ärzte. Hier sind die Landesärztekammern erneut gefragt.

Die medizinische Versorgung unserer Patienten zu verbessern, ist mir eine Herzensangelegenheit. Dazu gehört auch, dass Chefärzte permanent überprüft werden sollten. Heutzutage ist ein Chefarzt immer Chefarzt. Auch eine Chefärztin und ein Chefarzt sollten sich jedoch weiterbilden, ihr Können beweisen und überprüft werden. Es geht um nichts Geringeres als das Leben derjenigen, die sich in unsere Obhut begeben. Diesem Umstand müssen wir Rechnung tragen.

Es ist zwar heute nicht mehr ganz so wie früher, doch denken nach wie vor viel zu viele junge Menschen, dass der Arztberuf die Lizenz zum Gelddrucken ist. Doch diese Zeiten sind (bis auf wenige Ausnahmen und für wirkliche Koryphäen, Pioniere und Innovatoren auf ihrem Gebiet) längst vorbei.

An der Bodenseeklinik sind 15 Prozent der jährlichen Operationen Nachbehandlungen nach nicht so gelungenen Eingriffen von anderen Kollegen. Zwischen ein und drei Prozent liegt bei uns die Quote der Patienten, die sich nicht mit dem Ergebnis zufriedengeben. Eine tatsächlich inoperable Schädigung hatten wir in den letzten 30 Jahren nicht. Dies gründet mitunter auch auf unserer, vor allem durch mich geprägten Philosophie:

Gesundheit vor Schönheit. Wir operieren in der Regel gesunde Patientinnen und Patienten, die keine schwerwiegenden Vorerkrankungen haben.

Würde es uns jeder Arzt auf dem Gebiet der plastischen und ästhetischen Chirurgie gleichtun, hätte die Schönheitschirurgie einen deutlich besseren Stand in unserer Gesellschaft. Durch die negativen Schlagzeilen, die mangelhafte, schlimmstenfalls tödliche Operationen zwangsläufig nach sich ziehen, leidet unsere Branche unter einem faden Beigeschmack, der nicht sein müsste.

Nicht um jeden Preis – und nicht über Ihre Leiche

Mir geht es nicht darum, schlecht über Kollegen zu sprechen. Seit jeher bin ich zumindest bemüht, einen kollegialen Umgang zu wählen und zu leben. Selbst wenn mich ein Patient oder eine Patientin nach missglückter OP durch einen anderen Chirurgen aufsucht und um eine Korrektur des durch Kolleginnen und Kollegen angerichteten Resultates bittet, ist es stets mein Bestreben, Aufklärung zu betreiben. Ich verweise die Patienten immer zuerst zurück an den behandelnden Arzt, um den Mangel dort korrigieren zu lassen. Das ist häufig nicht einfach, da das Vertrauensverhältnis stark belastet ist, doch meine Intention war und ist dies bis heute. Mir selbst wird dieser Kollegendienst häufig nicht erwiesen, und das lediglich aus einem Grund: dem Neid über meinen Erfolg. Es verwundert mich nach wie vor, denn die Kollegen wissen genau, dass hervorragende Operationstechniken und eine saubere Chirurgie an meiner Bodenseeklinik das Maß aller Dinge sind. Viele, die bei uns hospitieren, erzählen später, dass sie solche Verfahren und eine derartige Professionalität noch nie gesehen haben. Das ist auch kein Wunder, denn wir sind quasi das größte spezialisierte Zentrum dieser Art. Doch die üble Nachrede hält an, um Patienten zu beeinflussen. Teilweise werden in Gutachten sogar fragwürdige Aussagen gemacht.

Ich habe immer wieder allen plastischen Chirurgen die Hand gereicht und tue dies auch weiterhin im Sinne einer guten und kollegialen Patientenversorgung. Leider bisher vergebens. Ich begegne viel Egomanie, Profitgier und Missgunst. Manchmal kommen mir die Kollegen wie ein Haufen akademischer Zuhälter vor, die die Konkurrenten andauernd scheel ansehen. Ich selbst bin jedes Mal wieder neugierig und stolz, wenn ich jemandem begegne, der Erfolg hat. Diese Charaktere versuche ich zu analysieren und finde heraus, ob und welche konkreten Gründe es für den jeweiligen Erfolg gibt. Davon kann ich zehren. Im Ausland werde ich von meinen Kollegen sehr geschätzt, da ich unter anderem, wie bereits erwähnt, das erfolgreichste Lehrbuch für ästhetische Chirurgie geschrieben habe, welches in mehrere Sprachen übersetzt wurde. Es wundert nicht, dass meine Frau häufig sagt: »Du hast doch alles erreicht! Vergiss den Neid der anderen und den Ärger der letzten Jahrzehnte.«

Ich möchte und kann ihr da nicht widersprechen, denn es lebt sich deutlich einfacher, wenn man die Ärgernisse beiseitelegt. Sagen derartige Aussagen doch letzten Endes mehr über die Adressaten aus als über mich. Es ist eben schon lange nicht mehr so wie in alten Zeiten, in denen Ärzte noch ihr eigenes, wenn auch gemeinsames Weltbild hatten. Sie waren in den allermeisten Fällen empathisch, wertschätzend und rücksichtsvoll. Der Eid des Hippokrates stand im Vordergrund. Die Ärzteschaft hat sich gravierend verändert, und das nicht nur zum Besten. Eine Parallele kann man hier durchaus im gesamtgesellschaftlichen Kontext ziehen. Vom Untergang der abendländischen Kultur sind wir nicht mehr weit entfernt. Fälle wie die verpfuschte Brustoperation von Patricia Blanco dürften auch nicht vorkommen, doch das tun sie. In der Presse wurde ausführlich darüber berichtet, es wurde sogar live im Fernsehen gezeigt, dass der behandelnde Arzt erst einige Tage nach dem Eingriff den Verband wechselte. Das Entsetzen war groß, denn zu sehen bekam das Publikum abgestorbene Brustvorhöfe und -warzen. Für eine

Frau natürlich ein absolutes Desaster.

Heilungsstörungen, Narbenbildung und andere Komplikationen können bei der Behandlung durch jeden gut ausgebildeten Chirurgen vorkommen. Man sollte beispielsweise den Verband nach einer Brust-OP direkt am nächsten Tag wechseln, allein schon um die Durchblutung zu überprüfen. Falls diese schlecht ist, kann man sofort mit Infusionen gegensteuern. Eine gute Nachbehandlung ist ebenso wichtig für die Operation wie die Qualifikation des Operateurs. Deshalb gilt bei uns an der Klinik das Credo: Vorsicht! Keiner verlässt bei uns die Klinik, wenn nicht alles in Ordnung ist. Bei Patricia Blanco war es so, dass die Brust nicht mehr ohne bleibende Spuren rekonstruiert werden konnte.

Aber nicht alles war früher besser. Mir gefällt die Perspektive heute besser, nach der wir Ärzte fehlbare Menschen sind, deren Fähigkeiten von Zeit zu Zeit auf den Prüfstand gehören und die stets an sich arbeiten müssen. Warum das so wichtig ist, kann ich Ihnen anhand eines Praxisbeispiels aus dem Gebiet der Haartransplantation erklären. Es soll verdeutlichen, wie wichtig es ist, dass Ärzte sich selbst überprüfen und immer wieder durch entsprechende Gremien überprüft werden sollten. Aber auch, dass Patientinnen und Patienten sich nicht gleich dem günstigsten Angebot, vor allem wenn es im Ausland umgesetzt wird, verschreiben sollten.

Wer billig kauft, bezahlt teuer: Wenn Dumpingangebote aus dem Ausland lebensgefährlich werden

Vor kurzer Zeit kam ein junger verzweifelter Mann zu mir in die Sprechstunde, der sich aufgrund von fortwährendem Haarausfall für eine Operation bei einem Arzt in Polen entschieden hatte. Diesen fand er im Internet und entdeckte dessen Angebot, den Eingriff »to go« vorzunehmen. Für gerade einmal 2000 Euro inklusive aller Nebenkosten für besagte Transplantation – ein absoluter Dumpingpreis. Es war wirklich kein Wunder, dass er nun bei mir in der Sprechstunde saß, denn das Ergebnis war nahezu menschenverachtend. So viel Unwissenheit und Talentfreiheit attestiere selbst ich den betreffenden Kollegen relativ selten. Ein Wort zu den Eingriffen: Spricht man von Haartransplantation, meint man einerseits die sogenannte Follicular-Unit-Transplantation (kurz: FUT)- oder Streifentechnik. Hierbei wird ein Hautstreifen samt zugehöriger Haarfollikel am Hinterkopf des Patienten operativ entfernt und aus diesem Streifen werden dann mikroskopisch die einzelnen Follikeltransplantate entnommen. Für diese Transplantationstechnik benötigt man einen sehr gut ausgebildeten Arzt und Transplanteur und mindestens drei bis vier Präparatoren, die unter dem Mikroskop die Haarfollikeltransplantate von einer bis drei Wurzeln filigran vorbereiten, was dazu führt, dass der Eingriff auch mindestens einen halben Tag dauert. Die Follikel werden dann einzeln und Punkt für Punkt dort eingesetzt, wo sich der Patient volleres Haar wünscht – meist ist das bei Männern der Bereich von Stirn, Schläfen und Oberkopf. Die Wunde am Hinterkopf, wo der Haar-Haut-Streifen entnommen wurde, muss sauber und chirurgisch einwandfrei vernäht werden, damit die Narbe gut verheilen kann und binnen einiger Monate nicht mehr sichtbar ist.

Der Arzt, der den jungen Mann operiert hatte, konnte von dieser Methode nicht viel Ahnung haben. Denn im Bereich der Entnahmestelle des 25-jährigen Patienten klaffte eine breite Narbe, die sehr schmerzhaft war und darüber hinaus Nervenstörungen hervorrief. Auch die transplantierten Stellen waren nach Monaten noch eitrig und die Anwachsrate der transplantierten Haare bewegte sich gegen null. Der Patient war jedenfalls todunglücklich.

Die Transplantation war bereits ein gutes Jahr her, doch ich riet dem Patienten, seinen Operateur nochmals aufzusuchen, um mit ihm die Angelegenheit zu besprechen. Weder bin ich ein Moralapostel, noch drängt mich mein Gewissen dazu, doch ist mein Wunsch stets die Kollegialität, auch wenn dieses Ergebnis einfach schauderhaft und der Kollege wirklich infrage zu stellen war. Der Patient war sich jedoch sehr klar darin, zu diesem Arzt das Vertrauen vollends verloren zu haben. Sein Ansinnen war, dass alles einfach wieder in Ordnung kommen solle.

Sie ahnen nicht, wie häufig ich diesen Satz in meiner täglichen Praxis höre. Im Fall des jungen Mannes stellte es uns vor große Herausforderungen. Eine primäre Operation ist in der Mehrheit der Fälle gewiss von Erfolg gekrönt, was man von einer Nachoperation nur schwerlich behaupten kann. Doch darauf sind wir an der Bodenseeklinik mittlerweile spezialisiert, denn diese Nachoperationen, die eigentlich operative Reparaturen sind, machen einen beachtlichen Teil unserer Tätigkeiten aus. Das sollte nicht so sein.

Dennoch: Haartransplantation ist ein undankbares Geschäft. Die Patienten erwarten zu viel. Auch bei uns sind nicht alle glücklich, weil die transplantierten Haare doch nicht so aussehen wie normale Haare und oft auch zu wenig anwachsen.

Missglückte Haartransplantationen werden sehr oft durch niedergelassene Ärzte verursacht, die diese Behandlungen und Eingriffe durchführen, ungeachtet der Tatsache, dass sie keine Zusatz-, geschweige denn eine Facharztausbildung für diese Disziplin vorweisen können. Gerade auf dem Gebiet der Haartransplantation gibt es spezielle und sensible OP-Techniken, die täglicher Trainings und stetiger Weiterbildungen bedürfen. Die Techniken unterliegen fortwährender Weiterentwicklungen. Hier muss man als Operateur am Ball bleiben. Um beispielsweise die Anwachsrate zu verbessern, wird direkt nach der Haartransplantation in dem Bereich der Verpflanzung ein PRP durchgeführt. Dies bedeutet, dass vor der Operation Eigenblut abgenommen, anschließend zentrifugiert und daraus resultierendes reines Plasma selektiv an den genannten Stellen injiziert wird. Um solche Weiterentwicklungen zu beherrschen oder bei Komplikationen adäquat reagieren zu können, ist eine solide Aus- und ständige Fort- und Weiterbildung zwingend notwendig! In der Bodenseeklinik haben wir für solche Eingriffe ein eigenes »Haarteam«. Hochspezialisierte und gut ausgebildete Mitarbeiter kümmern sich ausschließlich um Haartransplantationen und legen größten Wert auf strenge Aufklärung, modernste und aktuellste OP-Techniken und eine fundierte Nachsorge.

Das Eldorado für Haartransplantation ist derzeit die Türkei – und leider lässt die Nachsorge auch dort in vielen Einrichtungen sehr zu wünschen übrig. Aber auch in anderen Ländern wird sie bei plastischen Operationen, allein aufgrund der räumlichen Entfernung, nicht sehr großgeschrieben. Ein schwerwiegender Fehler, denn diese Eingriffe wie auch der Einsatz von geringwertigen Materialien bergen ein hohes Infektions- und Beschwerderisiko. Die Korrekturen in Deutschland werden infolgedessen relativ teuer.

Ich selbst bin mit Haartransplantationen selten zufrieden, da ich perfektionistisch veranlagt bin, die Haardichte jedoch nie wieder so wird, wie sie einst natürlich gewachsen war. Deshalb habe ich bei mir selbst bis heute keinen solchen Eingriff durchführen lassen. Aber mein persönlicher Haarverlust stört mich auch nicht. Es spricht jedoch für unsere moderne Gesellschaft, dass durch bekannte Gesichter wie Jürgen Klopp oder FDP-Chef Christian Lindner, aber auch Fußballprofis wie Wayne Rooney, die zu ihren Eingriffen stehen, Haartransplantationen mittlerweile nicht mehr versteckt werden müssen.

Bei unserem jungen Patienten, der uns so verzweifelt aufsuchte, setzten wir in einer langwierigen Operation 1800 Transplantate ein und unterstützten ihn dabei, sich in seiner Haut wieder wohlzufühlen, was sich bei der Nachkontrolle einige Monate später bestätigte. Es gibt kein schöneres Gefühl für mich, als einen glücklichen Patienten aus der Bodenseeklinik spazieren zu sehen – auch nach über 30 Jahren.

Pseudosociety:
Eine Gesellschaft Unechter

Meine Erfolgsformel ist: Gesundheit vor Schönheit.
Vernünftige Schönheitschirurgie ja, Schönheitswahn nein. Krakenlippen,
Monsterbrüste und Poimplantate müssen wahrlich nicht sein!

Unecht, exakt. Wie viele der Stars und Sternchen laufen heute mehr als Kopie beziehungsweise Auslaufmodell eines Trends statt als Original der Schönheit ihres jeweiligen natürlichen Ursprungs über den Weg der Vergänglichkeit? Dazu kommen die dreisten Schönheitslügen der Influencerinnen und Influencer auf sozialen Plattformen wie Instagram, die eine Heerschar an Kopien generieren und selbst ihren eigenen Wirkungsweisen zum Opfer fallen.

Beispielsweise Joselyn Cano, eine 29-jährige Influencerin, die als Kim Kardashian Mexikos galt. Sie ist leider tot, und das aufgrund einer missglückten Schönheitsoperation. Joselyn wollte sich ihren Po straffen lassen. Bei diesem Eingriff, einem sogenannten »Brazilian Butt Lift«, wird Eigenfett in das Gesäß injiziert. Wenn jedoch das Fett in die Blutbahn gerät, können sich Klumpen bilden, die die Adern verstopfen. Das führt zu drastischen Kreislaufproblemen, die die Organversorgung einschränken oder sogar verhindern. Eine andere junge Frau, eine 24-jährige deutsche Influencerin, starb jüngst an den Folgen ihrer Essstörung.

Diese Aufzählungen könnte ich über das gesamte Kapitel fortführen, doch sticht stets eine Gemeinsamkeit heraus: Wenn es um Schönheit geht, sind alle Beteiligten scheinbar bereit, über Leichen zu gehen. Sogar über ihre eigene.

Global betrachtet verfolgen Menschen aller Kulturen und Epochen das Ziel, schön und begehrenswert zu sein. Die Geishas in Japan banden sich früher die Füße ab, was zu den sogenannten Lotusfüßen führte – und schweren Missbildungen, bis hin zur Unfähigkeit, auf eigenen Beinen zu stehen. Die Frauen der Padaung im Südosten Myanmars tragen einen schweren Halsschmuck, der die Schultern deformiert und für einen »Giraffenhals« sorgt. Indigene Völker bemalen ihre Gesichter in schmerzhaften Prozeduren mit kunstvollen Tätowierungen. Mädchen in Mauretanien bekommen zum Teil unter Zwang 17 000 Kalorien täglich mithilfe von fetter Kamelmilch einverleibt, um eine möglichst füllige Figur zu bekommen – das hebt ihren Wert, da in dem armen Land Übergewicht als Zeichen des Reichtums verstanden wird. In China gibt es immer noch Menschen, die sich in einem operativen Eingriff die Beine brechen und um mehrere Zentimeter verlängern lassen – eine äußerst schmerzhafte Prozedur. Und in Afrika und auf dem indischen Subkontinent kann man in einfachen Drogerien hochgefährliche Cremes und Salben erwerben, die die Haut mit Quecksilber, Steroiden, Kortikoiden und Hydrochinon bleichen, was Infektionen, Bluthochdruck und Nierenversagen auslösen kann.

Schönheit ist überall ein gar willkommener Gast.
(Goethe)

Was uns befremdet und nur in den seltensten Fällen als »schön« gilt, ist für die Angehörigen dieser Kulturen das höchste Ideal. Kein Weg ist zu weit, kein Eingriff zu schmerzhaft, um als besonders attraktiv zu gelten.

Aber auch wenn wir keine Metallspiralen um den Hals tragen oder uns die Füße abbinden: Sind wir wirklich besser? Wir haben andere Idealvorstellungen, unterschiedliche Auffassungen von Schönheit, und doch sind wir gewillt, weder Kosten noch Mühen zu scheuen, um die Anforderungen unserer Kultur zu erfüllen. Früher mit Korsagen und Perücken, heute mit operativ entnommenen Rippen und Haartransplantationen.

Meiner Meinung nach sollte jeder Mensch das Recht haben, sich wohl in seiner Haut zu fühlen. Offensichtliche Makel, die das harmonische Äußere stören, müssen nicht ertragen werden. Doch die Auswüchse, die unser Begehren hervorruft, sind besorgniserregend. Wir sollten aufhören, die Natur alle naselang überlisten zu wollen. Sie zahlt es uns zurück. Natürliche Schönheit bedeutet die Symmetrie und den Einklang von Ästhetik und Gesundheit. Mit künstlich aufgeblasenen Hinterteilen oder zu Tode gehungerten Körpern hat dies nichts zu tun.

Wie fing es mit der Schönheit denn überhaupt an? Liegt sie wirklich im Auge des Betrachters? Die ersten Chroniken der Menschheit besagen, dass sich sehr viele einig in Bezug auf das Antlitz von Nofretete waren. Die sogenannte Zeichnung ihres Gesichts wies wesentliche Proportionen des Goldenen Schnitts auf. Eine über 3000 Jahre alte Büste der Gemahlin des Pharaos Echnaton steht seit jeher als Sinnbild für Ästhetik.

Schönheit vs. Ästhetik

Der Goldene Schnitt ist seit der Antike eine Regel der Gestaltung und bezeichnet die Relation zweier Größen zueinander. Es geht dabei um die besondere Ausgewogenheit in der Beziehung dieser zwei Größen, welche durch uns Menschen als außergewöhnlich harmonisch wahrgenommen wird. Ästhetik ist also auch oft eine Frage der mathematischen Proportionen, derer sich schon die Philosophen der Antike widmeten. Sie folgt demnach Normen. Ist etwas ästhetisch, wird es als schön wahrgenommen. Wird etwas als schön wahrgenommen, muss es jedoch nicht ästhetisch sein, sondern entspricht Prägungen und eigenem Geschmack.

Ist die Mona Lisa demnach ästhetisch? Nein. Ist sie schön? Ja, denn in ihrem Bildnis liegt ein Geheimnis, ein Bruch, eine Raffinesse, die das Universalgenie Leonardo da Vinci bei der Gestaltung des Gemäldes angewandt hat. Er hat bei dem Bild beispielsweise zwei Fluchtpunkte gewählt, um den Betrachter zu irritieren. Das Bild wird daher unterbewusst als geheimnisvoll interpretiert. Es fällt nicht gleich auf, doch man spürt bei der Betrachtung, dass etwas nicht stimmt.

Ästhetik verspürt man auch bei der Betrachtung des David von Michelangelo, einer Statue aus der Epoche der Hochrenaissance, die sich vor allem der Normen und Proportionen der Antike bediente. Insofern finden wir ihn auch schön. Ein weiteres aus der Antike bekanntes Sinnbild für Schönheit ist die Venus von Milo, eine Skulptur der Aphrodite. Gemäß der griechischen Mythologie ist sie die Göttin der Liebe, der Schönheit und der sinnlichen Begierde. Sie ist nicht ästhetisch oder folgt gar gewissen Normen – ihre Rundungen, die Freizügigkeit, aber auch der verhüllt-verborgene Körper werden vielmehr oftmals als schön empfunden.

Nicht nur Form und Gestalt eines Menschen oder eines menschlichen Abbilds können als schön wahrgenommen werden. Auch die Bewegung eines Menschen kann schön auf uns wirken. Wir erkennen in der Bewegung die Ästhetik des Körpers. Sie kann für uns verführerisch sein und suggeriert Gesundheit und gute Gene, zudem erhöht sie die Bereitschaft zur Fortpflanzung. Diese Symbolik ist seit Jahrtausenden in der Kunst und Gesellschaft tief verankert. Die daraus resultierende Schönheit versteht sich als Abglanz des Göttlichen und ist ein Spiegel himmlischer Wahrheit, zumindest in der romantischen Vorstellung. Schönheit liegt also im Auge des Betrachters, Ästhetik unterliegt jedoch einer natürlichen Gesetzgebung.

Schönheit ist der Drang nach Perfektion im Äußeren. Wer kennt nicht die Frage, wer die Schönste im ganzen Land ist? Seit Anbeginn strebt der Mensch danach, mehr zu sein als lediglich der Körper, in dem er steckt.

Das Einfachste ist, ihm etwas hinzuzufügen wie beispielsweise einzigartige Kleidung. Da wären aber auch Tattoos, Hautaufhellung, Schmucknarben durch Brandings oder Cuttings, aber auch Halsringe und Schmuck im Generellen. Heutzutage ist der Körper leichter denn jemals zuvor modifizierbar, somit ist Schönheit erreichbar geworden. Sie hat das Potenzial, zum Massenartikel zu verkommen.

Dabei unterliegt Schönheit markt- und gesellschaftsorientiert doch einer gleichbleibenden Gesetzmäßigkeit, und zwar der des stetigen Wandels. Was heute als schön wahrgenommen wird, ist morgen schon durch einen neuen Trend ersetzt. Daher ist es mir immens wichtig, an den gesunden Menschenverstand zu appellieren, langfristig ästhetische, harmonische Ergebnisse zu erzielen und sich nicht neuen, kurzweiligen Trends, gerade in der Schönheitschirurgie, zu unterwerfen.

Was das 21. Jahrhundert von allen anderen drastisch unterscheidet, ist seine Schnelllebigkeit. Mit Technologien wie der Fotografie, dem Film und dem Internet verdichteten sich Zeit und Information. Auch Inspiration und Identifikation sind globaler geworden. Durch das Internet sind wir heute in Echtzeit mit einem Mausklick bei unseren Ikonen. Durch die sozialen Medien gaukeln sie uns vor, unser Freund zu sein. Die Trends sind aufgrund des mannigfaltigen Angebots vielfältiger und individualisierter. Mode dient dem individuellen Geschmack und drückt sich in dem Überangebot der miserablen Fast Fashion aus.

Geht nicht gibt's nicht: Globalisierung lässt Grenzen verschwinden

Günstig und unter schlechtesten Bedingungen produziert, erhält nahezu jeder, was er oder sie zu tragen gedenkt. Bei der Kosmetik verhält es sich ähnlich.

Wie sieht heute das Schönheitsideal aus? Wird es von Ikonen der digitalen Welt dominiert oder gar geprägt?

Schauen wir uns doch ein paar generationsübergreifende Exemplare mal an. Über sie wurde vielfach in den Medien mit Vorher-Nachher-Vergleichen berichtet:

Jennifer Grey, Jahrgang 1960

Einst ein gefeiertes, aufstrebendes Sternchen der »Dirty-Dancing«-Ära, dessen Leuchten mit der Nasen-OP prompt auch gleich das Ende fand. Ihren Eingriff bereut sie laut Medienberichten bis heute.

Mickey Rourke, Jahrgang 1952

Epochaler Abgesang eines Opfers der Schönheitsindustrie. Wie schnell es gehen kann, aus einer natürlichen, stark männlichen Figur durch ein Sammelsurium an Liftings, Fittings, Operationen Strukturen der Unkenntlichmachung zu schaffen.

Renée Zellweger, Jahrgang 1969

»Schokolade zum Frühstück« stand gestern auf der Speisekarte, heute verzehrt sie sich nach der Modellierung ihrer Gesichtspartien. Der Glanz ist nach wie vor zu sehen, doch das Leuchten hat sie verloren.

Sylvester Stallone, Jahrgang 1946

Offenkundig ging er auch schon mit Schönheitschirurgen in den Ring um sein Aussehen. Das Lachen wirkt angestrengt, doch tut sein geliftetes Gesicht seinem Charme wenig an. Diese Runden gingen bisher an ihn.

Donatella Versace, Jahrgang 1955

Eine Ikone, die ihren Erfolg im Design feiert und vielen Modeliebhabern weltweit eine Inspiration ist. Die mehrfachen Schönheitsoperationen sieht ihr jedoch sogar der Laie an. Die Falten sind zu glatt, die Lippen unnatürlich geschwollen und die Wangen zu voll aufgespritzt. Das hat mit natürlicher Schönheit nichts mehr zu tun.

Joan van Ark, Jahrgang 1943

Der gefeierte Star der US-amerikanischen Serie »Unter der Sonne Kaliforniens« (einem Ableger der Serie »Dallas«) ist nur noch ein schlechtes Abbild ihrer einst atemberaubenden Schönheit. Heute ist sie blass, ihr Gesicht wurde in jeder Hinsicht verunstaltet. Von der Ausstrahlung der jungen Joan stehen nur noch Fragmente der Grundmauern.

Jessica Alves (geborene Rodrigo Alves), Jahrgang 1983

Über eine halbe Million Dollar Kosten und mehr als einhundert Schönheitsbehandlungen später zeigt Jessica, die nach einer Geschlechtsangleichung zur Frau wurde, was Schönheitschirurgie anzustellen vermag. Dass bei so vielen Behandlungen noch nichts schiefgegangen ist, spricht für die Behandelnden, doch auch für ihre Geldgier. Ob das noch schön ist, sei dahingestellt. Die Konsultation eines Psychologen wäre für Alves sicher menschlicher gewesen.

Justin Jedlica, Jahrgang 1980

Jedlica ist der fleischgewordene Versuch, sich durch angeblich mehr als eintausend kosmetische Eingriffe dem Ken aus der Barbiewelt zu nähern. An ihm ist nichts mehr so, wie es einmal war. Selbst in die Arme hat er sich Implantate setzen lassen.

Florian Wess, Jahrgang 1980

Sein Nasenrücken ist verschmälert, die Ohren wurden angelegt, Botoxinjektionen haben sein Gesicht unnatürlich verzerrt. Der Apfel fällt nicht weit vom Stamm, schließlich gehört sein Vater zu den Botox-Boys. Was tut man nicht alles für öffentliche Aufmerksamkeit!

Gina-Lisa Lohfink, Jahrgang 1986

2008 wird sie durch Heidi Klums »Germany's Next Topmodel« entdeckt und kommt vor allem dank ihrer erotischen Ausstrahlung und witzigen Sprüche zu einer gewissen C-Prominenz. Doch nach dieser Zeit verschwindet sie aus dem Rampenlicht. Das scheint ihr wohl nicht zu gefallen: Es wirkt gerade so, als ob sie durch extrem große Brüste, Schlauchbootlippen und übermäßig straffe Haut die öffentliche Aufmerksamkeit sucht. Ihrer natürlichen Schönheit hat sie somit leider den Garaus gemacht.

Anne Will, Jahrgang 1966

Die Wangen wirken unnatürlich, die Stirn möglicherweise dank Botox glatt und faltenlos, jedenfalls sind keine Falten erkennbar. Und das mit 55! Auch die Lippen sehen etwas voller aus als vor einigen Jahren, wobei etwaige Behandlungen, so sie denn stattgefunden haben sollten, bei der Moderatorin (noch) einen dezenten Verlauf nahmen. Der vermeintliche Optimierungswahn scheint auch bei ihr zugeschlagen zu haben. Eigentlich schade, ist sie doch vor allem für ihre seriöse und gute Gesprächskultur bekannt. Ich hätte an ihr nichts gemacht.

Dieter Bohlen, Jahrgang 1954

Hat er ein Altersproblem? Er wirkt glatt gebügelt und ist kaum wiederzuerkennen. Ich habe nichts gegen natürliche Auffrischung mit Hyaluronsäure und Botox. Aber – sofern er es wirklich anwendet – es wirkt etwas übertrieben.

Schon immer wollten Menschen als schön gelten und einem gemeinsamen gesellschaftlichen Ideal entsprechen – das ist normal, das gehört zum Menschsein dazu. Die Abgründe sind heute jedoch deutlich signifikanter als früher, da (vermeintliche) körperliche Schönheit mit verhältnismäßig wenig Aufwand zu erlangen ist.

Nehmen wir die Sanduhrfigur der Marke Vollweib mit üppigen Rundungen als Beispiel. Die Korsette wurden früher sehr eng geschnürt, teilweise kam es zu gesundheitlichen Schädigungen und einer eingeschränkten Lebensqualität der Trägerinnen. Heute lassen sich Frauen (und einige wenige Männer) den Oberkörper aufschneiden und Rippen operativ entfernen. Sieht man von den Schmerzen nach der Operation ab, die jedoch nur wenige Tage und Wochen dauern, ist das doch ein guter Deal im Vergleich zu jahrelangem Luftabschnüren, nicht wahr?

Der Geschmack der jeweiligen Epoche entschied schon immer, ob Dick- oder Dünnsein das anzustrebende Ideal war. Trotz einiger gegensätzlicher Trends gilt das schlanke Ideal heute noch als maßgebend. Während man in der Vergangenheit noch hungern oder wie besessen Fitness betreiben musste, um zu erschlanken, legt man sich heute auf den OP-Tisch und lässt sich kurzerhand Fett absaugen. Wenn der Hintern nicht ausreichend rund ist, wird er aufgespritzt oder mit Implantaten aufgepolstert. Dass Operationen und ihre Auswirkungen immer ein hohes Risiko haben und tödlich verlaufen können, zeigen die nahezu täglichen Berichterstattungen in den Medien auf.

Den wenigsten Patientinnen und Patienten sind die Definitionen von Schönheit oder gar Ästhetik wirklich bewusst. Daher bin ich heute zuallererst Aufklärer und Psychologe und erst dann Chirurg. Es gilt aufzuzeigen, was natürliche Schönheit bedeutet, denn diese folgt den Regeln von Proportionen, Harmonien und naturgegebenen Gesetzmäßigkeiten. Der daraus resultierenden ästhetischen und plastischen Chirurgie widme ich mein gesamtes Schaffen und Leben.

Doch die Gesellschaft jagt Trends hinterher. Kurzweiligen Moden, die medial aufgebauscht *Zu viel Botox macht alt, man sieht aus wie ein Zombie* werden. Katalysator sind die Werbebranche und die sozialen Medien. Die globale Kosmetikindustrie verzeichnet einen jährlichen Umsatz zwischen 150 und 200 Milliarden US-Dollar.

Deutschland liegt etwa bei einem Zehntel, also 15 Milliarden US-Dollar pro Jahr. Die Kosmetikindustrie möchte vor allem eines: verkaufen. Deswegen unterstellt sie ihren meist weiblichen Kundinnen, angebliche Makel (von denen die Kundin bis dato gar nichts wusste) mit ihren Produkten ausgleichen zu können. Ein Perpetuum mobile, das, einmal angestoßen, niemals wieder enden wird.

Auch die Schönheitsindustrie wächst und gedeiht. Von den 2019 in Deutschland fast einer Million durchgeführten Schönheitsbehandlungen sind über 640 000 nichtoperativ und entfallen damit auf den Bereich der Kosmetikindustrie. Über 330 000 Behandlungen jährlich sind jedoch plastische Operationen mit medizinischem Hintergrund. Die Top 3 dieser Operationen in Deutschland sind Brustvergrößerungen mit 19,9 Prozent, Fettabsaugungen mit 18,7 Prozent und Augenlidkorrekturen mit 13,3 Prozent. Interessant dabei ist, dass, global betrachtet, 53,9 Prozent der Brustvergrößerungen und 64,5 Prozent der Nasenkorrekturen auf die 19- bis 34-Jährigen entfallen. Dies zeigt, welchen enormen Einfluss die Medien gerade auf Jüngere haben. Die Gesellschaft erschafft nach und nach einen Einheitsbrei an Gesichtern und Körpern, die jegliche natürliche Schönheit und Individualität vermissen lassen. Eine Gesellschaft Unechter, die das Ziel verfolgt, gleichermaßen schön und doch individuell auszusehen. Absurd, da sich die Katze hierbei selbst in den Schwanz beißt, und auch kaum umsetzbar, denn Chirurgie kann viel, doch nicht alles. Der Körper- und Knochenbau ist höchst individuell, daher gibt es von Mensch zu Mensch unterschiedliche Grenzen des Machbaren.

Woher kommt die rasante Entwicklung? Aufgrund des technologischen Fortschritts werden nicht nur die Forschung und somit die Mittel besser, sondern auch die Methoden der Medizin. Nehmen wir Hyaluron. Es ist ein Bestandteil des Bindegewebes und sorgt für die natürliche Spannkraft und Straffheit der Haut. Seit den 1990ern gibt es ein biotechnisches Verfahren, um

Hyaluron »tierfrei« zu produzieren, sodass es ohne Risiko der Übertragung von Krankheitserregern eingesetzt werden kann. Vorher wurde es aus tierischen Materialien (Hahnenkämmen) gewonnen und war ganz und gar nicht tier-, geschweige denn menschenfreundlich. Wo Botox nicht mehr hilft, kann teilweise Hyaluron herangezogen werden, um den gewünschten Effekt zu erzielen. In den letzten Jahren weist dieser Stoff in den Anwendungen ein jährliches Wachstum von über 30 Prozent auf. Durch bessere Verfahrens- und Herstellungsarten ist der Einsatz neuer Produkte effektiver und effizienter.

Zudem sinken die Hürden stetig, etwas »an sich machen zu lassen«. In Deutschland würden sich laut einer aktuellen Umfrage jede vierte Frau und jeder siebte Mann einer Operation unterziehen, wenn Geld keine Rolle spielen würde. In den Medien wimmelt es nur so von gelifteten, operierten, »optimierten« Menschen – sie wirken mehr als Vorbilder denn als Ermahnung, besonnen mit chirurgischen Mitteln umzugehen. Das Paradoxe ist, dass die Mediennutzer gleichsam erwarten, dass sich eine prominente Persönlichkeit unters Messer legt oder etwas für ihr Aussehen tut – ansonsten ist der Spott gewiss. Auf der anderen Seite erhöht genau das den Druck auf die eigene Selbstwahrnehmung des Rezipienten: Denn wenn es Schauspielerinnen wie Helen Mirren oder Iris Berben gelingt, trotz ihres Alters noch derart attraktiv und jung zu wirken, ohne dafür allzu offensichtlich in die Trickkiste greifen zu müssen, warum kann ich das dann nicht auch? Warum sehe ich mit 40 älter aus als die meisten Frauen in der Öffentlichkeit mit 60? Wie schaffen es männliche Fernsehmoderatoren, auch Ü-50 noch fit, agil und jugendlich zu wirken, wenn ich selbst das Gefühl habe, seit meinem Fünfundvierzigsten geht es optisch nur noch bergab?

Die Wahrheit ist: Viele, die eine mediale Präsenz haben, lassen etwas machen. Im Kleinen wie im Großen. Manche kosmetisch und minimalinvasiv, andere fahren größere Geschütze auf, um den Alterungsprozess, zumindest optisch, aufzuhalten oder zu verlangsamen. Der Verlierer ist dabei immer der Rezipient. Er weiß nicht, wie viele Stunden, Schmerzen und Kosten die »Promis« in ihr Aussehen investieren – das Einzige, was er überprüfen kann, ist der eigene Blick in den Spiegel, der mit zunehmendem Alter bei den meisten enttäuscht.

Die Demokratisierung der Schönheit

Während Schönheit früher nur der Jugend oder den oberen Zehntausend vorbehalten war, kann sich heute so gut wie jeder den Traum eines straffen Busens oder eines faltenfreien Gesichts ermöglichen. Es kommen viele Menschen zu mir, die sich dafür bewusst Geld beiseitelegen und lieber auf eine neue Küche oder eine tolle Fernreise verzichten, um sich im eigenen Körper endlich wohlzufühlen oder der Natur ein Schnippchen zu schlagen. In der Bodenseeklinik tauchen nicht nur Anwaltsgattinnen, Fernsehmoderatoren oder Schauspieler auf – nein, es sind mehr und mehr die ganz normalen Leute, die etwas vom Kuchen abhaben wollen. Ihre Nachbarin, wenn Sie so wollen, eine freundliche Hausfrau, die sich schon seit 15 Jahren an ihrer Fettschürze stört. Die Lehrerin ihrer Kinder, die sich nach 35 Jahren an ihren Schlupflidern sattgesehen hat. Oder der freundliche Elektriker, der unter seiner Männerbrust leidet.

Natürlich redet kaum einer darüber, denn so absurd es klingt: Obwohl alle jung und schön sein wollen, will keiner zugeben, dass er etwas hat machen lassen. Auf Partys und festlichen Anlässen musste ich, besonders in meinen Anfangsjahren, manchmal aufpassen, wen ich grüßte und mit wem ich beim Small Talk zusammenstand. Denn allzu häufig war es den Promis unangenehm, mit mir gesehen zu werden. Ich respektiere den Wunsch meiner Patienten und erzähle nie irgendwelche Geschichten aus dem Nähkästchen, sofern ich nicht das Einverständnis derjenigen Personen habe.

Bis heute bin ich mir nicht ganz sicher, ob ich es erfreulich oder bedenklich finden soll, dass ein Eingriff, den man hat machen lassen, immer seltener verschwiegen wird. Denn einerseits unterstütze ich die Transparenz, um auch dem Normalsterblichen zu verdeutlichen: Menschen mit 60 sehen natürlicherweise nicht so aus wie in den Medien, also gräme dich nicht, wenn du es auch nicht tust. Andererseits lässt das die Hemmungen natürlich umso weiter sinken. Und wenn noch mehr operationswillige Patienten auf schlecht ausgebildete, unkundige Kurpfuscher treffen, kann das Ergebnis nur verheerend sein.

Ein radikaler Neuanfang:
Die Zukunft der Schönheitschirurgie

Corona ist wie ein Borkenkäfer für junge plastische
Chirurgen, die sich niederlassen wollen.
Es wird einen Kahlschlag geben.

Gesundheit vor Schönheit. Rückkehr zur natürlichen Schönheit. Weniger ist mehr. Das sind im Grunde die wesentlichen Entwicklungen, die ich mir sowohl für die Anwendung der ästhetischen Chirurgie als auch für die Mentalität der zukünftigen Patientinnen und Patienten wünsche.

Durch die Coronapandemie und die dazugehörigen Maßnahmen wirkt es befremdlich, dass gerade Eingriffe wie Lippenkorrekturen ein enormes Wachstum verzeichnen. Seit dem ersten Lockdown haben die Gesichtsoperationen immens zugenommen. Unter anderem auch, weil die aus den Eingriffen im Gesicht resultierenden und während des Heilungsprozesses erfolgenden Schwellungen, Rötungen oder blaue Flecken gut unter Masken in der Öffentlichkeit zu verstecken sind.

Bei derzeitigen Anfragen geht es meist um Minilifting, die Korrektur von Tränensäcken oder Doppelkinn. Das meiste ist den Videocalls geschuldet. Man sieht sein Gesicht in den Konferenzen häufiger, als es im »normalen« Leben der Fall ist. Deshalb fallen die Defizite im Gesicht drastischer auf – nie zuvor beschränkte sich unser tägliches Miteinander so stark auf den Kopf- und Gesichtsbereich wie heute. Da die Videoaufnahme das Gesicht bis zu 30 Prozent größer wirken lässt, entsteht bei vielen Menschen der Eindruck, irgendetwas an ihrem Anblick stimme nicht. Also ab zum Schönheitschirurgen.

Dieses Phänomen zeigt beispielhaft auf, wie sich die Gesellschaft den Abgründen immer weiter nähert. Der Umgang mit korrigierenden Maßnahmen ist eine Ausdrucksform dessen, wie unnatürlich und moralisch verwerflich sich die Transformation der Gesellschaft vollzieht.

Seit Jahrhunderten, wenn nicht Jahrtausenden verfolgen wir die ästhetischen Ideale, die durch die beherrschende Masse als Trend oder das Nonplusultra vorgegeben werden. Heute dreht sich aufgrund der globalen Erreichbarkeit, vielmehr Reichweite in Echtzeit, das Rad nur drastisch schneller. Auch die Masse hat sich dramatisch verändert. Somit ist es nicht ein Rad, das sich dreht, sondern eine Spirale, und diese geht abwärts. Lebten 1804 noch eine Milliarde Menschen auf unserem Planeten, waren es 1927 schon zwei Milliarden. Eine Verdoppelung innerhalb von 123 Jahren. Bereits für 2023 wird prognostiziert, dass wir die Marke von acht Milliarden Menschen überschreiten, sodass sich die Wachstumsrate im nahezu gleichen Zeitraum vervierfacht hat. Nachrichten oder Informationen werden durch digitale Medien rasant und gnadenlos verbreitet. Wenn heute in China der viel beschworene Sack Reis umfällt, wissen wir es nur wenige Augenblicke später. Gleichzeitig aber ist es niemals so leicht gefallen wie heute, Informationen zu manipulieren und ungefiltert in die Welt zu senden. Im Jahr 2019 nutzten rund 3,3 Milliarden Menschen weltweit ein Smartphone. Per Fingerwisch ist jeder erdenkliche Trend der Welt überall verfolg- und reproduzierbar. Die Entscheidung, eben diesem oder jenem Trend zu folgen, ist rein subjektiv. Daher ist die Zeitspanne eines Trends dermaßen kurz wie auch gefährlich und dazu facettenreich beziehungsweise vielfältig.

Es ist fatal, einem solchen Trend blind nachzueifern, denn Vernunft und sinnvolles Abwägen bleiben auf der Strecke. Der Betroffene am Ende auch. Die früheren Barrieren werden sowohl durch Social Media als auch die Suchmaschinen aufgeweicht. Der Eintritt in die Welt der Schönheitschirurgie und der

Zugang zu ungefiltertem Wissen werden dadurch enorm vereinfacht. Skalpell, Spritzen und Implantate rücken in greifbare Nähe. Die Mauern zu den Behandlungen der ästhetischen Chirurgie wurden eingerissen. Daher ist es elementar, dass nicht nur zukünftige Patientinnen und Patienten, sondern auch Kolleginnen und Kollegen ein deutlich bewussteres Mindset vorweisen, um die digitalen Kräfte, die immer stärker wirken, im Zaum zu halten.

Dies ist ein Grund, warum ich anrege, dass sowohl die Ausbildung zum Facharzt für Plastische und Ästhetische Chirurgie als auch die Zulassungsvoraussetzungen zum Medizinstudium überprüft und angepasst werden, wie bereits in vorherigen Kapiteln aufgeführt. Die Zulassungsvoraussetzungen, vor allem in Bezug auf den Numerus clausus, sind nicht mehr zeitgemäß, vor allem aber nicht ausgerichtet auf den möglichen Facharzt für Chirurgie im Allgemeinen und für Plastische und Ästhetische *Gute Chirurgen sterben aus* Chirurgie im Besonderen. Zwar sind bereits erste Änderungen erkennbar, doch stelle ich infrage, ob diese ausreichen. Chirurgie bedarf handwerklichen Geschicks, und das ist kaum durch gute Zensuren und unser heutiges Bildungssystem abbildbar. Es gilt, noch mehr die Fähigkeiten des Menschen, der Arzt und Chirurg werden will, zu überprüfen und zu bewerten. Die heute immer schlechter werdende Qualität ist nicht nur dem immensen Zeitdruck geschuldet, den viele Ärzte beklagen, sondern auch der nicht zeit- und sachgemäßen, zu kurz gedachten Ausbildung vieler Fachärzte, vor allem die der ästhetischen Chirurgie.

Es fehlt auch das interdisziplinäre Verständnis in den unterschiedlichsten Fachbereichen eines Arztes. Bei einem Tumor in der weiblichen Brust werden heutzutage bestenfalls drei Fachbereiche hinzugezogen: die Gynäkologie, die Onkologie und die Chirurgie. Die Ausbildung des Facharztes für Gynäkologie sollte doch bitte auch die Teile der plastischen und ästhetischen

Chirurgie beinhalten, die zur brusterhaltenden und rekonstruktiven Chirurgie notwendig sind. So sind die Entfernung des Tumors und brusterhaltende oder brustaufbauende Maßnahmen möglich, ohne dass Vertreterinnen und Vertreter aller Disziplinen während der Operation hinzukommen oder anwesend sein müssen. Es würde eine deutliche Reduzierung der Belastung der Patientin und des Ärzteteams bedeuten. Außerdem ist das Wissen über die Brust deutlich tiefgehender in der Gynäkologie als in den anderen Fachbereichen, sodass potenzielle Folgeschäden oder grundlegende Risiken stark reduziert werden könnten.

Ich war immer schon ein Verfechter der Spezialisierung auf dem Gebiet der plastischen Chirurgie. Patienten und Ressourcen würden geschont, die Belastung der Ärzte sowie Risiken vor, während und nach der Operation signifikant reduziert. Außerdem erweiterte sich die Expertise der einzelnen Ärzte enorm. Es wäre für alle Beteiligten ein Gewinn.

Darüber hinaus bedarf es, gerade in der Ausbildung des Facharztes für Plastische und Ästhetische Chirurgie, einer Grundlagenausbildung im Bereich der Psychologie und Soziologie. Wir Ärzte müssen wissen und abwägen, ob es wirklich der wesentliche Wille des Patienten ist, sein Äußeres in angestrebtem Maße zu verändern, oder ob er Opfer seines medialen Konsums geworden ist. Nicht nur ein psychologisches Verständnis der Mechanismen, die greifen, ist hier von Bedeutung, sondern vor allem ein Einblick in soziologische Prozesse.

Wir können heute nur erahnen, wie sich die Gesellschaft in den kommenden Jahrzehnten weiterentwickelt. Derzeit erleben wir, wie ein Virus und der unsichere Umgang unserer Regierung damit eine Gesellschaft spalten. Was vor wenigen Monaten noch Normalität war, ist heute etwas Außergewöhnliches. Wer hätte Ende 2019 schon darüber nachgedacht, ob und wann er den nächsten Wochenendtrip planen und wie viel Abstand er an der Kasse zum Vordermann halten muss? Vermutlich nur wenige, doch ist es heute Alltag für die deutsche Bevölkerung und viele andere Nationen auf der ganzen Welt. Es ist daher sehr schwierig vorherzusehen, wie sich die Gesellschaft verändern wird, vor allem für Laien – zu denen auch ich mich zähle, was die Zukunft unserer Gesellschaft angeht. Das Einzige, was ich weiß: Sie wird sich verändern. Die Tendenzen der letzten Jahre, gerade hinsichtlich der Nutzung digitaler Medien, lassen in diesem Zusammenhang Schlimmes befürchten, wenn es nicht bald Regulationen gibt. Die manipulierenden Einflüsse anderer, der sogenannten Influencer, auf beispielsweise junge Menschen, deren Fähigkeit zur Reflexion noch sehr eingeschränkt ist, hat schwerwiegende Folgen. Die Motivation dieser »Beeinflusser« ist häufig sehr fragwürdig, vor allem auf dem Gebiet rund um die Schönheit. Die Mechanismen und Folgen wurden in diesem Buch bereits intensiv beleuchtet.

Gemäß den Trends der letzten Jahrzehnte (einhergehend mit der Globalisierung) wird Schönheit immer individueller. Je nach Einflussgrad werden Influencer die Heerscharen um sich sammeln und ihre eigenen Definitionen von Schönheit verkünden, ohne ihre Lobby zu verraten. Die klassischen Medien werden ausgedient haben.

Daher appelliere ich an die Institutionen der Bildung, junge Menschen auch darin auszubilden, einen bewussten Umgang mit den Medien zu pflegen und zu erkennen, welche Strippen dort gezogen werden. Heute ist kaum mehr zu unterscheiden, welche Inhalte welchen Wahrheitsgehalt haben und wer dies verifiziert. Es geht mir dabei nicht um Zensur, sondern darum, dass Medieninhalte adäquat angeboten und konsumiert werden, auf welche Weise auch immer. Jugendlichen sollte der Zugang zum Internet bis zum 16. Lebensjahr stark beschränkt oder zumindest eingeschränkt und nur zum Zweck der Lehre und Ausbildung zugänglich gemacht werden. Eine Aufklärung in Bezug auf die digitale Welt sollte bis dahin stattgefunden haben, damit die Jugend gewappnet ist, bevor sie mit dem digitalen Futter versorgt wird.

Schönheit wird aber nicht nur individueller, sondern auch virtueller. Und gleichzeitig vielfältiger, da wir uns im globalen Austausch befinden. Die Anforderungen an die Schönheitschirurgie somit auch. Dies bedeutet, dass wir, die Ärzte, uns noch schneller und fortwährend interdisziplinär weiterbilden dürfen, um immer das bestmögliche Ergebnis für unsere Patientinnen und Patienten zu generieren, aber auch um wettbewerbsfähig zu bleiben.

So individuell wie die Schönheit selbst sind die Fähigkeiten des Arztes. Meine persönlichen besonderen Befähigungen in der plastischen Chirurgie lagen schon immer im Bereich der Gesichtschirurgie, besonders der Nase. Natürlich führe ich mit meinem Team an der Bodenseeklinik jeden Tag das gesamte Spektrum der plastischen Chirurgie auf höchstem Niveau durch (Mang-Schule). Aber die Nase ist halt mein Steckenpferd.

Vor dem Frühstück eine Nase richten

Wohin sich die Schönheit im Einzelnen entwickelt, kann ich nicht pauschal sagen. Sie wird hoffentlich wieder so einzigartig wie der Mensch, der sie zum Ausdruck bringt. Schönheit wird auch weiterhin im Auge des Betrachters liegen. Aber solange es den Menschen gibt, wird es auch Veränderungen geben – und das ist per se nichts Schlechtes.

Die Techniken der plastischen und ästhetischen Chirurgie werden sich, ähnlich wie es derzeit bereits in der allgemeinen Chirurgie passiert, hin zur Unterstützung durch Robotik verändern. Die Robotik kehrt mehr und mehr in den OP-Saal ein. Schon heute werden für manche Eingriffe, zum Beispiel bei Prostataoperationen, Roboter wie das Da-Vinci-System genutzt. Durch die laparoskopische Chirurgie, auch Schlüssellochchirurgie genannt, werden die Patienten nicht mehr großflächig aufgeschnitten. Vielmehr dringt der Operateur mit dünnen Sonden durch kleinste Hautschnitte in die entsprechende Körperregion ein. Dort operiert er durch den Einsatz von sehr feinen Instrumenten unter Videoüberwachung.

Seit einigen Jahren wird diese Technik durch den Einsatz von Operationsrobotern weiterentwickelt. Bei einer Ausfertigung des Da-Vinci-Xi-Surgical-Systems hängen beispielsweise vier Roboterarme an einem fahr- und bewegbaren Videoturm, um die Arme jeweils patienten- und eingriffsgerecht zu positionieren. Je nach Art des Eingriffs wird die Kamera an einem Arm fixiert, entsprechende Instrumente an den anderen Armen. Der Operateur steht nicht mehr am OP-Tisch, sondern sitzt an einer Steuerkonsole. Durch die Unterstützung dieses Systems kann der Eingriff präziser als von reiner Menschenhand erfolgen, was eine Verminderung der anschließenden Schmerzen und eine Verkürzung der Genesungsdauer bedeutet. Der Operateur erhält dank hochauflösender 3-D-Videotechnik ein vergrößertes Bild des zu operierenden Bereichs, auf dem auch Strukturen wie Nerven und Gefäße deutlich zu erkennen sind. Durch seine abgewinkelten Geräte und sieben Freiheitsgrade ist der Roboter präziser als jeder Chirurg. Auch der Ermüdungsgrad des Operateurs ist nicht mehr so hoch, denn er muss nicht die ganze Zeit stehen und hat einen geringeren Kraftaufwand, da der Roboter die Anweisungen des Chirurgen direkt am Körper durchführt.

Wird diese oder ähnliche Robotik aktuell auch in der plastischen und ästhetischen Chirurgie verwendet? Die Antwort ist: nein! Dafür ist die Disziplin zu individuell. Es hängt wesentlich von der Beschaffenheit des Körpers der jeweiligen Patienten ab, wie beispielsweise eine Nase geformt werden sollte, damit sie ästhetisch aussieht und in das Gesicht des Individuums passt. Doch entwickelt sich die Robotik weiterhin so rasant weiter, wird sie bestimmt auch in meiner Disziplin Einsatzmöglichkeiten finden.

Spannender wird es, wenn man das Einsatz- und Entwicklungsszenario weiterspinnt. Heute unterstützt Robotik den Arzt, indem der Roboter die Befehle des Operateurs ausführt. In naher Zukunft wird Robotik den Arzt überwachen und durch korrektives Verhalten unterstützen beziehungsweise dem Operateur wahrscheinlich bessere Möglichkeiten des Eingriffs aufzeigen. Der darauffolgende Entwicklungsschritt wird sein, dass der Operateur den Roboter anleitet, eine Operation selbstständig durchzuführen – bis der Mensch die Maschine letzten Endes nur noch überwacht. Sehr interessant dabei wird sein, inwiefern der Chirurg noch im Raum sein muss oder ob es eine Art Überwachungszentrale gibt, von der aus drei oder vier Operationen durch einen einzigen Arzt gleichzeitig überwacht werden können. Mir ist bewusst, dass diese Roboter sowohl in der Anschaffung als auch im Unterhalt teuer sind. Doch sie sind 24 Stunden am Tag einsetzbar, brauchen keinen Sommerurlaub und keine Weihnachtsferien. Sie werden nie müde, haben selten »schlechte Tage« und erleiden niemals einen Burnout. Ich denke, es ist eine Frage der Zeit. Der Einsatz von Robotern in der Medizintechnik kommt dem Patienten zugute, Eingriffe können präziser erfolgen. Eine Utopie könnte sein, dass irgendwann in ferner Zukunft ein brillanter Chirurg in meiner Bodenseeklinik sitzt und per Remote einen Patienten ferngesteuert irgendwo auf der Welt operiert, da der Arzt der Experte für genau diesen Eingriff ist. Wer weiß, was noch alles kommt. Am Ende wird es immer eine besondere, vertrauensvolle Beziehung von Patienten zu ihrem Arzt sein, die sie bindet. Ob mit oder ohne Roboter.

Die Beziehung zu meinen Patientinnen und Patienten ist seit jeher durch meine Leidenschaft zur Ästhetik geprägt. Schönheit ist subjektiv, doch Ästhetik folgt den Gesetzen der Symmetrie mit einem Hauch von Überraschung. Ästhetik unterliegt natürlichen Gegebenheiten und Gesetzen. Um diese Ästhetik (wieder)herzustellen, stehe ich jeden Morgen auf. Ich bin dankbar für jeden Menschen, dem ich durch mein Wirken, sei es als Operateur, Unternehmer, Pionier, Restaurator oder Mensch in den Medien, zu einem besseren Leben verhelfen konnte und bis heute kann. Dafür danke ich Ihnen von Herzen.

Man nennt mich den Schönheitspapst vom Bodensee. Ein Beiname, dem ich zwiegespalten gegenüberstehe. Und doch muss ich sagen: Ein Körnchen Wahrheit steckt darin. Denn meine Überzeugung ist mein Glaube und ich habe sogar zehn Gebote. Sie haben sich aus meiner mehr als langjährigen Berufserfahrung herauskristallisiert und richten sich einerseits an Menschen, die sich aus persönlichem Interesse mit dem Thema der Schönheitschirurgie beschäftigen, andererseits an meine Kolleginnen und Kollegen aus den Disziplinen der plastischen und ästhetischen Chirurgie:

1. Gebot: Du sollst dich nicht von einem Scharlatan operieren lassen.

Da auf dem Gebiet der Schönheitschirurgie genug Schindluder getrieben wird, kann ich Ihnen nur empfehlen, bei der Arztwahl genau hinzusehen. Achten Sie darauf, dass es wirklich eine Kollegin oder ein Kollege mit Facharzt für Plastische und Ästhetische Chirurgie oder beispielsweise ein Facharzt mit der Zusatzbezeichnung für plastische Operationen ist, den Sie an sich heranlassen. Denn nur diese beiden Titel sind geschützt.

2. Gebot: Du sollst nicht alles glauben, was im Internet steht.

Glauben Sie nicht alles, was das Internet an Informationen und Bewertungen für Sie bereithält. Hier wird nur allzu oft gelogen und betrogen. Die Informationen unterliegen keiner Kontrolle der Ärztekammern. Die Ärzte, und meist die schlechten, werden durch gekaufte Fünf-Sterne-Bewertungen in den Himmel gelobt und andere, meist die guten, abgewertet. Selten haben die oft anonymen Kritiken mit den täglichen Ergebnissen der Behandlungen etwas zu tun. Das Beste ist, gleich mehrere Expertenmeinungen zu einem individuellen Fall einzuholen. Diese bekommt man natürlich nicht im Internet. Der persönliche Eindruck und das Vertrauen sind entscheidend für den Erfolg.

3. Gebot: Du sollst dich nicht im Ausland operieren lassen.
Beim OP-Tourismus ist keiner verantwortlich, wenn etwas schiefgeht. Jeden Tag sehen wir in unserer Klinik unglückliche Patienten in der Sprechstunde, die diesem Tourismus gefolgt sind. Niemand zeichnet sich verantwortlich, wenn etwas passiert, und keine Versicherung kommt dafür auf. Daher mein Rat: Lassen Sie sich in Deutschland operieren.

4. Gebot: Du sollst dich nicht dem Zeitgeist unterwerfen.
Natürliche Schönheitschirurgie ist gefragt. Trends wie Krakenlippen, Poimplantate wie bei Kim Kardashian oder entnommene Rippen, um eine Taille wie Victoria Beckham zu haben, sind fragwürdig und unsinnig. Ebenso unsinnig wie übergroße Brustimplantate à la Lolo Ferrari. Trends vergehen meist schneller, als sie gekommen sind. Wolfgang Joop sagte einst über die Mode: »In dem Moment, wo man all die Schönheitsgesetze befolgt, die von uns vorgeschlagen werden, wollen wir was anderes.«

5. Gebot: Du sollst keine falschen Vorbilder haben.
Wer sich heute alles als Star brüstet, wäre zu Zeiten von Sophia Loren, Romy Schneider, Sean Connery, Alain Delon und Brigitte Bardot nicht einmal erwähnt worden. Heidi Klum, Kim Kardashian, Cathy Hummels, Meghan Markle, Laura Müller, Katzenberger und Co. reduzieren sich selbst im Internet oft auf das Peinlichste.

6. Gebot: Du sollst Entscheidungen für dich selbst treffen.
Wer sich unter das Messer legen möchte, um sein Aussehen zu verändern, einen Schönheitsmakel zu beheben oder sich einfach wohler in seiner Haut zu fühlen, sollte dies tun, doch nur für sich selbst. Eine Schönheitsoperation kann keine Ehe retten. Dann gilt es eher, den Mann auszutauschen, falls er auf die Idee kommen sollte, zum Geburtstag eine Schönheits-OP zu verschenken.

7. Gebot: Du sollst auf deinen Körper achten.

Schönheitskiller Nummer eins ist das Übergewicht (BMI über 25). Man muss nicht gleich zum Schönheitschirurgen rennen, um sich wohler zu fühlen. Man kann viel für sich selbst tun. Ausgewogene, mediterrane Ernährung, Trennkost, ausreichend Bewegung, mindestens 3000 Schritte pro Tag (das Handy macht die Zählung möglich) und sieben Stunden Schlaf pro Nacht sind mein Rat. Im Schlaf regeneriert sich die Haut und glättet sich. Das ist besser als jede Botoxbehandlung. Zwei Mal Sex in der Woche schüttet Glückshormone aus, und schon ist der Schönheitschirurg nicht mehr vonnöten.

8. Gebot: Du sollst den Grundsatz »Weniger ist mehr« beachten.

Vernünftige Schönheitschirurgie »ja«, Schönheitswahn »nein«. Man muss im Alter nicht jede Falte glatt bügeln. Zu viel Botox macht alt und unnatürlich. Gerade bei Schauspielern und Moderatoren sehe ich das immer. Anne Will ist eine attraktive und großartige Frau. Ich würde ihr niemals raten, ihren Typ durch Anti-Aging-Maßnahmen zu verändern, genauso wenig, wie ich die Nasen von Steffi Graf oder Thomas Gottschalk operieren würde. Auch Dieter Bohlen würden ein paar Lachfalten nicht schaden. Er wirkt auf mich zu glatt gebügelt.

9. Gebot: Du sollst Erfüllung und Glück vor Schönheit anstreben.

Corona hat die Gesellschaft verändert, die Schönheitschirurgie, die Menschen. Nicht nur zum Negativen. Man beschäftigt sich mehr mit sich selbst und lebt bewusster und ich erkenne auch mehr Hilfsbereitschaft und Zusammenhalt in den Familien. Zufriedenheit und ein glückliches Leben lassen sich durch ein perfektes Äußeres sowieso nicht erkaufen. Schönheit ist zwar nicht alles, aber vieles.

10. Gebot: Du solltest dich als Arzt den Kollegen gegenüber fair verhalten.

Im Internet werden Kollegen angegriffen und schlechtgemacht, nur um selbst Patienten zu akquirieren. »Sei stolz auf jeden, der Erfolg hat, und helfe jedem, der Misserfolg hat.« Das ist mein Lebensmotto. Viele Ärzte habe ich als Pionier der Schönheitschirurgie ausgebildet und gefördert. Trotzdem ist mir viel Neid und Missgunst in den letzten 30 Jahren entgegengebracht worden. Geld zu verdienen ist wichtig, doch es muss immer der Patient im Mittelpunkt unserer Bemühungen stehen. Wir sind vieles, doch sicher keine Halbgötter in Weiß.

Literaturverzeichnis

Auf Messers Schneide: Was darf plastische und ästhetische Chirurgie?

DGÄPC-STATISTIK 2019–2020 Zahlen, Fakten und Trends der Ästhetisch-Plastischen Chirurgie. S. 9

https://www.dgaepc.de/ wp-content/uploads/2020/09/ DGA%CC%88PC_Statistik-2019–2020_101120.pdf (abgerufen am 18.01.2021)

https://www.foxnews.com/health/ colorado-teen-brain-damaged-breast-implant-surgery (abgerufen am 18.01.2021)

https://www.youtube.com/watch?-v=IP6b3wfOADA (abgerufen am 18.01.2021)

Die Schönheitslüge – Zuckerberg & Co. haben Monster erschaffen

»Das Dilemma mit den sozialen Medien« (im Original: The Social Dilemma), Dokumentarfilm, USA 2020

Götz, M.; Mendel, C.; Malewski, S.: »Dafür muss ich nur noch abnehmen« – die Rolle von Germany's Next Topmodel und anderen Fernsehsendungen bei psychosomatischen Essstörungen. Televizion, 2015

Kleemans, Mariska; Daalmans, Serena; Carbaat, Ilana; Anschütz, Doeschka (2016). Picture perfect: The direct effect of manipulated Instagram photos on body image in adolescent girls. Media Psychology, 21(1), 93–100.

https://www.brown.uk.com/eating-disorders/becker.pdf (abgerufen am 18.01.2021)

https://jamanetwork.com/journals/jama/fullarticle/2736534 (abgerufen am 18.01.2021)

https://www.mpfs.de/fileadmin/files/Studien/JIM/2019/JIM_2019.pdf (abgerufen am 18.01.2021)

https://www.welt.de/gesundheit/article125069772/Neue-Nase-kann-in-China-zum-Traumjob-verhelfen.html (abgerufen am 29.09.2020)

Pseudosociety: Eine Gesellschaft Unechter

ISAPS Global Statistics 2019, abgerufen über https://www.isaps.org/wp-content/uploads/2020/12/ISAPS-Global-Survey-2019-Press-Release-German.pdf (abgerufen am 18.01.2021)

ISAPS International Survey on Aestetic/Cosmetic Procedures performed in 2019 (abgerufen am 18.01.2021 über https://www.isaps.org/wp-content/uploads/2020/12/Global-Survey-2019.pdf, S. 20)

https://www.vip.de/cms/joselyn-cano-29-internet-star-soll-nach-beauty-op-an-ihrem-po-gestorben-sein-4670618.html (abgerufen am 18.01.2021)

https://www.vip.de/cms/influen-cerin-josi-maria-ist-tot-freundin-vanja-war-bis-zuletzt-an-ihrer-seite-4672227.html (abgerufen am 18.01.2021)

https://yougov.de/news/2015/10/06/schonheits-ops-ein-funftel-der-deutschen-wurde-sic/ (abgerufen am 18.01.2021)

Ein radikaler Neuanfang: Die Zukunft der Schönheitsindustrie

https://www.klinikkompass.com/der-medizinroboter-da-vinci-in-der-praxis/ (abgerufen am 05.01.2021)

https://de.statista.com/statistik/daten/studie/309656/umfrage/prognose-zur-anzahl-der-smartphone-nutzer-weltweit/ (abgerufen am 10.11.2020)

https://de.wikipedia.org/wiki/Weltbev%C3%B6lkerung (abgerufen am 18.01.2021)

https://www.zdf.de/dokumenta-tion/terra-x/geschichte-der-schoen-heit-mit-senta-berger-suche-nach-der-100.html (abgerufen am 18.01.2021)

Weitere Bücher

Werner Mang, Verlogene Schönheit: Vom falschen Glanz und eitlen Wahn, C. Bertelsmann Verlag, 2009

IMPRESSUM

© 2021 GRÄFE UND UNZER
VERLAG GmbH, München

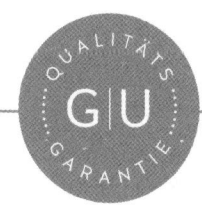

ISBN 978-3-8338-7895-4

1. Auflage 2021

Projektleitung: Christof Klocker
Umschlaggestaltung und Layout:
independent Medien-Design,
Horst Moser, München
Illustration/Umschlag:
Susan Haßmann
Herstellung: Markus Plötz
Satz: Uhl + Massopust, Aalen
Lithos: Ludwig Media, Zell am See
Druck und Bindung: Livonia, Riga

Syndication:
www.seasons.agency

LIEBE LESERINNEN UND LESER,

wir wollen Ihnen mit diesem Buch Informationen und Anregungen geben, um Ihnen das
Leben zu erleichtern oder Sie zu inspirieren,
Neues auszuprobieren. Wir achten bei der
Erstellung unserer Bücher auf Aktualität und
stellen höchste Ansprüche an Inhalt und
Gestaltung. Alle Anleitungen und Rezepte
werden von unseren Autoren, jeweils Experten
auf ihren Gebieten, gewissenhaft erstellt und
von unseren Redakteuren/innen mit größter
Sorgfalt ausgewählt und geprüft.

Haben wir Ihre Erwartungen erfüllt? Sind
Sie mit diesem Buch und seinen Inhalten zufrieden? Wir freuen uns auf Ihre Rückmeldung.
Und wir freuen uns, wenn Sie diesen Titel
weiterempfehlen, in ihrem Freundeskreis oder
bei Ihrem online-Kauf.

Sollten wir Ihre Erwartungen so gar nicht
erfüllt haben, tauschen wir Ihnen Ihr Buch
jederzeit gegen ein gleichwertiges zum
gleichen oder ähnlichen Thema um.

KONTAKT ZUM LESERSERVICE
GRÄFE UND UNZER VERLAG
Grillparzerstraße 12
81675 München
www.gu.de

Umwelthinweis
Dieses Buch ist auf PEFC-zerti-
fiziertem Papier aus nachhaltiger
Waldwirtschaft gedruckt.

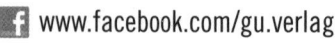 www.facebook.com/gu.verlag

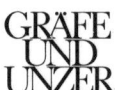

Ein Unternehmen der
GANSKE VERLAGSGRUPPE